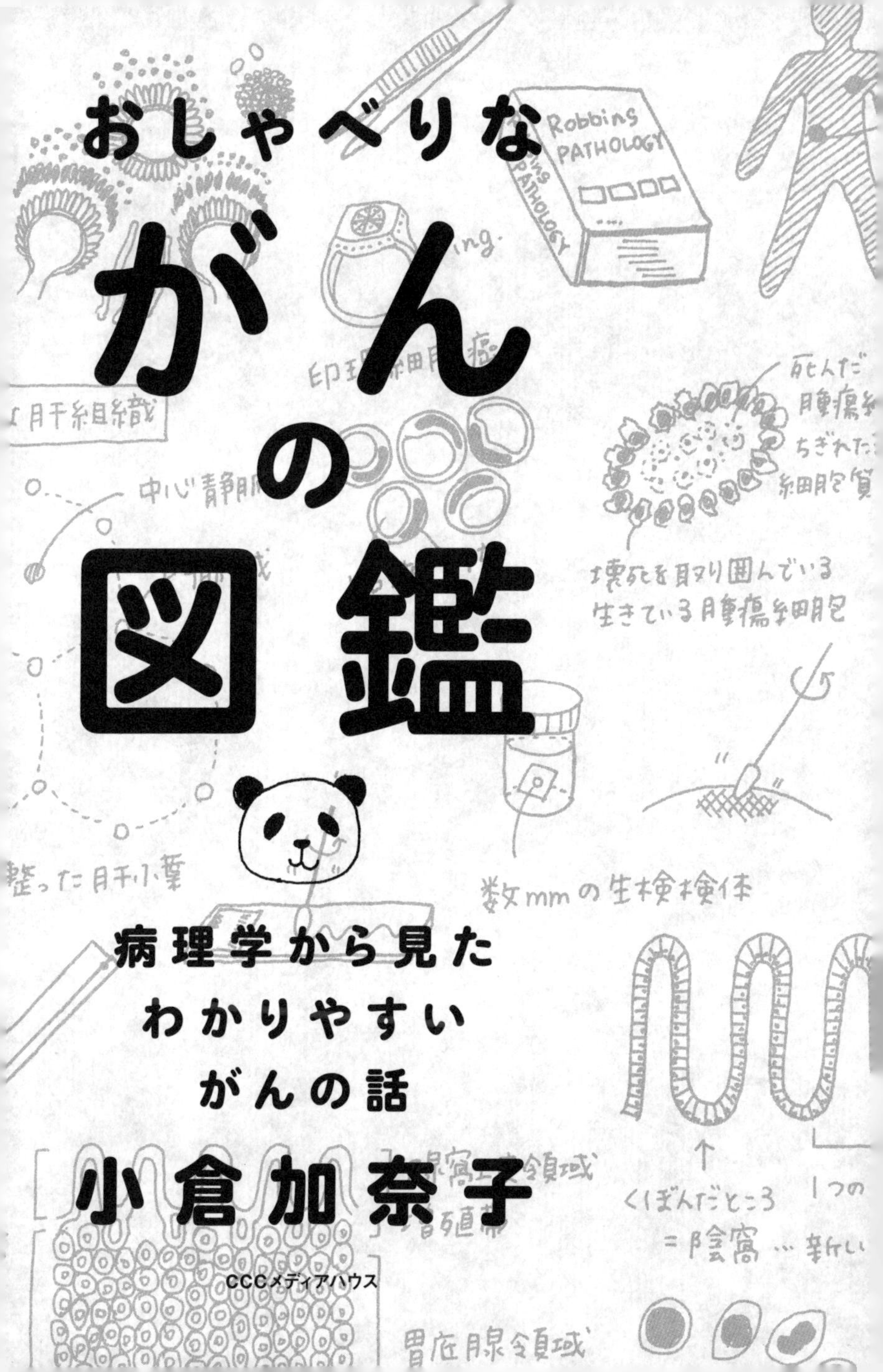

おしゃべりながんの図鑑

病理学から見たわかりやすいがんの話

小倉加奈子

CCCメディアハウス

はじめに

病理医は人を病気にする仕事？

いったい私たちはどの時点で「病気になる」のでしょうか。熱があったり、おなかが痛かったり、何か症状があれば、病気になったという気がします。では、本人が病気だと気づいていなければ病気ではないのでしょうか。また、血液検査で異常値が出た場合はどうなのでしょうか。

「病気になる」というのを定義するのは、なかなか難しいように思います。ただ、医師から「あなたの病気は〇〇ですね」と宣告されると、どうやら私は病気なんだと納得しそうですね。

病理医という、病気の診断を専門とする医師がいます。細胞を顕微鏡で直接観察し、特にがんをはじめとした何らかの治療が必要な病気の診断を専門にしています。「人を病気にする専門医」ともいえそうです。普通のドクターとは、なんだか逆のようですね。

病理医という仕事について、一般の方はあまり多くを知らないように思います。

以前、医療ドラマで病理医が主人公として描かれた『フラジャイル』（フジテレビ、2016年／漫画 恵 三朗、原作 草水 敏、講談社）が放映されたことで、少しずつ認知度が上がってきているように感じますが、いったい病理医がどうやって病気の診断をしているのか、がん細胞はいったいどんな形をしているのか等、ほとんどの方が知らないのではないでしょうか。

病理医は、全医師の0・75％、日本に2483名（2018年8月時点）ほどしかいません。平均年齢はなんと54・6歳。特に地方では、がんの診断を専門とする大病院でも常勤の病理医がいないところも多く、深刻な状況です。

なぜ、こんなに少ないのか。それは、患者さんを直接診る機会が少ないため感謝されることもほとんどなく、地味で特殊な専門医であること。顕微鏡でがん細胞を眺めてばかりいるようなネクラなイメージも加わり、医学生から魅力的に映らないから？　かもしれません。

実際、私自身も、人が少なくて希少価値がありそうとか、マイペースで仕事ができそうといった、実にヨコシマな、かつ消極的な理由から病理医になりました。母校の病理学教室に入ったのは今から18年前ですが、母校卒の病理学教室入局はなんと12年ぶりとのことで、さすがに驚いたのを覚えています。

そんな私もなんとか二人の子どもを育てながら（子どもたちは「母親はあてにできない」ことを学び、夫は「この人は好きなことに夢中になると周りが見えなくなる」ことを再認識し、同居の母は「自分がいないと家が回らないじゃない！」とあきらめてくれた）、大学院を卒業して医学博士となり、病理専門医を取得し、現在に至ります。

昨今のがん研究の進歩は目覚ましいものがあり、新しい診断方法や治療薬が開発されていく中、病理医の仕事は増加の一途をたどっています。統計によっては、最近の5年間で日本の病理診断件数は年間１００万件近く増加したというデータもあり、病理医不足はますます深刻な問題となっています。

一方で近い将来、人工知能が医師の診療を支えていくという話題があちこちで聞かれます。病理診断は細胞の形を見て判断するので、画像の認識に特化したＡＩが今後病理医の代わりをしてくれる。だから、病理医なんていなくても平気だろうという意見もあります。たしかに、病理医の仕事はＡＩの発展によって大きく形が変わっていくと思いますが、ＡＩが病理診断のすべてを担当することは実際には難しいでしょう。

数年前から、私はＮＰＯ法人「病理診断の総合力を向上させる会（略称：

PathCare)」の活動の一環として、医学に興味を持つ高校生対象の病理診断体験セミナーを開催しています。

草の根的な活動ですが、セミナーに参加してくれた生徒さんが、「医師になる！」という想いを強く持って、医学部に入学してきてくれるようになりました。また、病理医の仕事に魅力を感じてくれる生徒さんも、増えてきました。本当にうれしいことです。医学部を志すことはそのまま将来医師になると決めることですし、セミナー参加を通して、病理医の仕事や医療の実際を知ってもらい、医療の在り方、将来の医師像を私たち現役の医療従事者とともに考えてもらうことの重要性を感じています。

さて、本書では、病理診断が実際にどんなふうに行われているのか紹介するとともに、様々な病気の中でも特に病理診断が重要ながんに特化して、病理学的な解説を加えました。かなり専門的な内容も含まれていますが、イラストも加えて（毎夜イラストを描く日々が続き、自分の職業がわからなくなってきたことも……笑）、極力わかりやすく解説したつもりです。病理学者の仲野徹先生との対談もご用意しました。

がんは、日本において死因の第一位。男性は約6割の方、女性も約半数の方が生涯がんに罹患するといわれている、とても身近な病気です。最近は、がんの治療も日進月歩で、分子標的治療薬や免疫療法薬等、様々な薬が開発されニュースになっています。本書では、最新のがん治療についても解説していきます。

この本を読んだみなさんが、がんを過剰に恐れるのではなく、少しでもがんについての正しい知識を持ってくださればと思います。そして、様々ながんに関するニュースを見聞きしたときに、本書で得た知識が参考になれば幸いです。

目次

II がんの病理図鑑1

III　がんの病理図鑑2

I 病理医の仕事図鑑

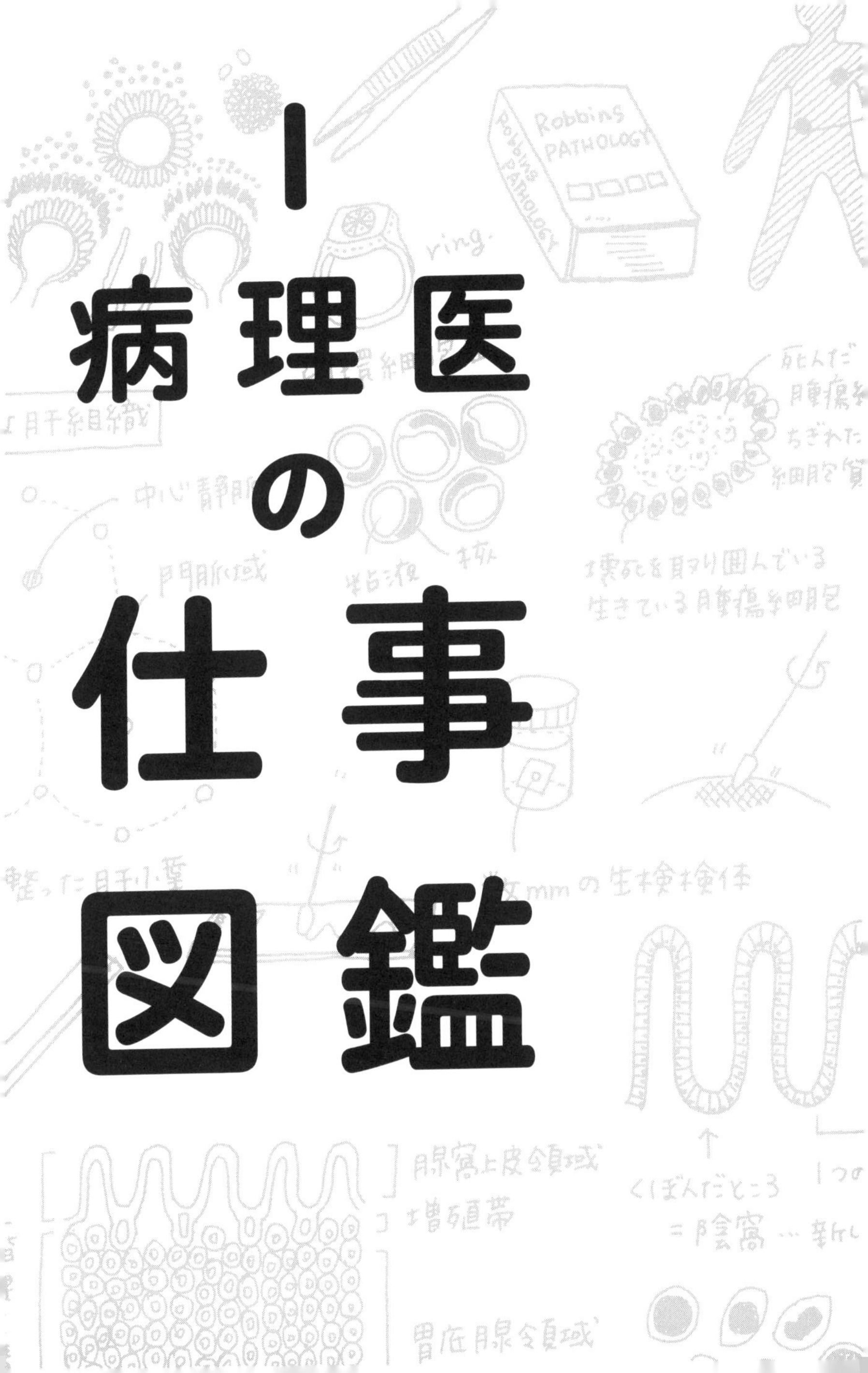
Robbins PATHOLOGY
ring.
中心静脈
門脈域
粘液
核
壊死を取り囲んでいる
生きている腫瘍細胞
整った肝小葉
腺窩上皮領域
増殖帯
胃底腺領域
くぼんだところ
=腺窩

0.
風邪とがんの診断、どう違う？

風邪をひいて病院に行く。どんなに健康な人でも、何度か経験があるかと思います。だいたい診察室に入ると、次のような会話が始まります。


「今日は、どうされましたか」

「はい、昨夜から寒気がして、今朝起きたら喉が痛くて……熱を測ったら37度5分ありました」

「そうでしたか。じゃ、ちょっと喉を見てみましょうね。はい、口を大きく開けてくださ〜い」

「あぁ〜」

「あぁ〜、赤いですね。じゃ、ちょっと胸の音を聞かせてくださいね。あ、咳は出ていますか」

「咳も多少出てきました。それから鼻水が……」

「大きく息を吸って〜吐いて〜……はい。胸の音はきれいですね。風邪でしょうね。少し薬を出しておきましょう。あとは家でゆっくりしてください」

だいたいここまで10分もかからないでしょうか。この場合、医師は、「風邪でしょうね」といっています。大きな病気が心配されなければ、これ以上、検査をされることはないでしょうし、処方箋をもらい薬局で薬を受け取り、家に帰って安静にしているでしょう。そして、数日経てば、よくなります。

この場合の風邪の根拠は「喉が赤いこと」「微熱があること」ですが、「100％、絶対に風邪ですか」といわれると、その根拠は心もとないですね。熱があるとか喉が痛いといった症状や、聴診器で肺炎を疑うような異常な呼吸音がなかった、ということから風邪（ウイルス性の急性上気道炎）だと推測しているに留まっているからです。

では、風邪という言葉を「がん」に置き換えて考えてみましょう。「がんでしょうね。抗がん剤を出しておきます！」ということには、絶対にならないでしょう。がんの診断は、もっと強い根拠が必要です。なぜなら、がんは「放っておくと死ぬ可能性のある病気だから」です。

そんな深刻で怖いがんの診断に必須なのが、病理診断です。病理検査が行われずして、がんの治療は始まりません。では、病理診断はどういう手順でどんな工程を経て行われるのでしょうか。

1. がんの診断、誰がどこでどんなふうに？

では、実際の大腸がんの症例を例に挙げて説明します。

精密検査を受ける

Aさんは、70歳男性。区の大腸がん検診で便に血が混ざっている（便潜血陽性）といわれ、精密検査を受けに来ました。

便に血が混ざっているということは、便の通り道である消化管、特に大腸の粘膜に何らかの異常があって出血している可能性がある、ということを意味します。ときに、痔があってそこから出血していた！ というようなこともあり、がんではなかった、とホッとすることもありますが、その出血源を探すためには、直接観察するのがいちばんです。

Aさんは、精密検査として大腸内視鏡検査を受けることになりました。大腸内視鏡検査は、事前に下剤を飲んで、腸の中を便がほとんど残らないほどきれいにした上で、肛門から細いファイバー状のカメラを挿入し、大腸の管の中をくまなく観察する検査です。たいてい大腸の入り口で、かつ小腸の出口である回腸末端部までカメラを挿入し、引き出しながら観察していきます（大腸がんのところでまた説明します）。

さて、カメラに何やらアヤシイ部位が映りました。ほかの部分に比べて盛り上がり、中心部が噴火口のように凹んでいます。凹んだ部分は粘膜がただれて赤くなっています。どうやら出血源はこの部分のようです。主治医の先生は、この部分から数㎜の組織片を数個、特殊なピンセットで採取しました。このように、病気の部分の組織片を一部採取し、検査することを「生検《せいけん》」といいます。

病理検査室へ

Ａさんの出血源となった病変の組織片は、ホルマリン液という特殊な液体の入った小瓶に入れられ、病理検査室に運ばれます。病理検査申込書には、主治医の先生からの臨床診断としてこう記されています。

「臨床診断：進行大腸癌の疑い

病理検査室へ

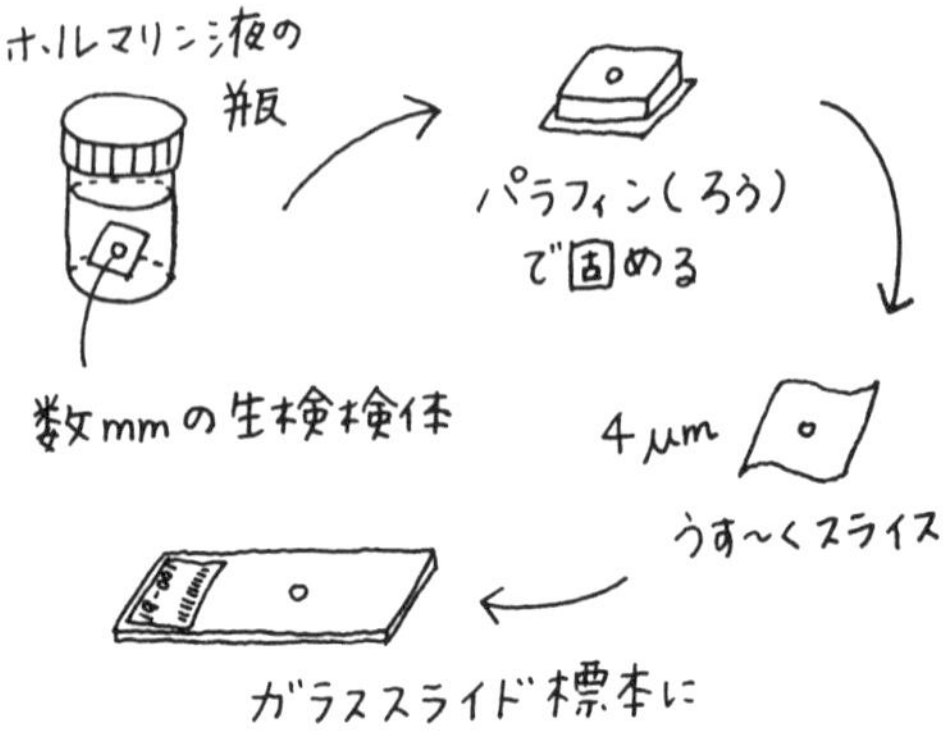

臨床所見：便潜血陽性で大腸内視鏡施行。S状結腸に2型の腫瘍（進行癌疑いの病変のこと）。同病変から生検施行①②」

癌が疑われるAさんの組織片は、特殊な工程を経て（数日かかる）、顕微鏡で観察可能なガラススライド標本に生まれ変わります。患者さんの取り違えに十分に気をつけながら、病理医が診断しやすい美しいガラススライド標本を作るのは、臨床検査技師の仕事です。

私たち病理医が用いる光学顕微鏡は、標本の下から光を当てて観察するような仕組みになっています。よって、光を透過するくらい薄い状態でないと、細胞の一つひとつやそれらがどのように組み合わさって組織を形成しているか、その構造を十分に観察することができません。

細胞はものにもよりますが、直径がだいたい10μm（マイクロメートル、1μmは100万分の1m）前後です。通常の組織片は、一つひとつの細胞が重ならない薄さ、約4μmというコピー用紙の20分の1といわれるくらいの極薄にスライスされています。細胞は無色透明のため、これに染色が施され、ガラススライド標本が完成します。

このような工程を経て、私たち病理医はAさんのガラススライド標本を顕微鏡で観察し、病理診断をくだします。Aさんの標本を顕微鏡で眺めると、やはり大腸がんのようです。病理医は、その結果を以下のように病理診断報告書に記載し、主治医の先生にお返しします。

病理診断：Adenocarcinoma（tub1）, Group 5
病理所見：検体は、S状結腸生検2個（同病変部より）。
組織学的に、強い異型を有した腫瘍細胞が不整な腺管形成を示し、浸潤しています。高分化型管状腺癌です。Group 5

専門用語が並べられ、めちゃくちゃ難しい文章ですが、読み飛ばしてください。雰囲気だけ感じていただければと思います。こういう病理診断報告書が主治医の先生に返っているのだなぁ、ということを知っていてくだされば十分です。

がんの告知と治療の開始

Aさんが病理診断の結果を聞きに、病院に来ました。主治医はAさんに、検査の結果、がんが見つかったことを告知します。医療ドラマでこういう場面を見ることがありますが、この検査の結果は、すなわち病理診断だったということです。

病理診断は、X線やCTあるいはMRI検査のような画像診断と異なり、がん細胞そのものを採取し、顕微鏡で直接観察してくださされる、ということが大きな特徴です。そのため、病理診断はがんに限らず、病気の最終診断と考えられています。

このように、Aさんの大腸がんは生検組織検体の病理診断によって確定され、病理診断結果に応じて、そのがんにふさわしい治療が始まります。

2.
病理診断は「見た目」勝負?

病理診断は「見た目」から

病気の確定診断となる病理診断は、実は見た目で判断するとても主観的なものです。数値のように、シロクロはっきり決まるものじゃないのですね。「病理医の独断と偏見で決まる!」というと不安になると思いますが、それに近いものがあります。

病理診断は、疾患特有のパターンや特徴を確認するところから始まります。そのため、正しい病理診断をしていく上で知っておかなければならないことは、正常の形です。

正常な細胞の形や組織の構造がわからなくては、異常であると判断することはできません。正常な細胞や組織の形は、医学部の組織学や解剖学の授業で教わりますが、病理医になってからも日々の診断業務の中で学び続けていく必要があります。個人差や年齢、ホルモンバランスによる変化(等)、正常の形も多様に変化するからです。

病理医は今、観察している病変が正常からどのくらい逸脱しているのか、ということを常に念頭に置きながら診断を進めていきます。その上で、「このパターンってAという病気に似ているな」とか「いや、Bという疾患も考えられるな」とか、いくつもの鑑別疾患を挙げていきます。

このように、病理診断は細胞を細かく観察することから始まり、そこに医学的根拠を与えながらくだされるものです。

病理医の診断能力は経験値

病理診断のプロセスは、経験によってかなりの差が出ます。一度見たことがある疾患に関しては、「あ、見たことがある」と過去の経験から思い出し、診断はスムーズに進みます。不思議なもので、一度経験すると「どこかで見たことあるような……」と記憶をくすぐることが多いです。経験すればするほど、病理医としての腕が上がるといっても過言ではないでしょう。一方で、「こんな形態、初めて見る！」というような症例に遭遇した場合は、非常に悩みます。

病理医は、がんに限らず良性の病気も含め、全身の疾患を診断します。しかし、毎日のように診断する機会がある疾患もあれば、非常にまれな症例もあります。病院によっても、遭遇する症例の頻度は異なってきます。消化管の生検の病理診断（食道や胃、大腸の内視鏡検査で採取された組織の診断）はどの施設でも多いので、たいがいの病理医は専門性に差はありますが、診断には慣れています。

一方で、骨や筋肉にできるがん（骨軟部腫瘍）はかなりまれで、治療できる病院も限られているため、おのずと診断をする機会が少なくなります。よって、それらのがんの病理診断は、多くの病理医にとって難解になります。ただ、難解だからといって病理診断を間違えることは許されません。

では、難解な症例の病理診断はどうするのか。

もちろん、様々な文献や論文を調べることは必要ですが、たくさんその疾患を経験している病理医に相談するのがいちばん、というわけで、病理医のネットワークが日本病理学会を中心に構成されていて、各疾患の診断を得意とする病理医に相談することが可能な仕組みが作られています。優れた病理医の条件として、自分の診断能力の限界を知っているということも、とても大切です。

病理診断の質

さて、みなさんは「セカンドオピニオン」という言葉を聞いたことがあると思います。セカンドオピニオンとは、ほかの専門医の意見のことです。病気の治療を受けるにあたり、その方針について別角度からの意見を参考にすることは、とても意義のあることです。

セカンドオピニオンが円滑に行われる上で、重要なことがあります。それは、どの病院を受診しても治療の大前提である病理診断の質が担保されている、ということです。病理診断の結果が、病院を受診するたびに大きく変わってしまうような事態になっては、治療を開始できません。当然、全国、いや世界中、どの病院を受診しても同じ病理診断の結果が共有されることが望ましいですよね。

病理診断の質とは、具体的にどんなことを指すのでしょうか。まず、最も重要なことは、がんであるということがほぼ100%正しい、ということです。

A病院ではがんという病理診断がくだされたが、B病院ではがんではないといわれた、ということは、あってはならないことです。まれにですが、非常に診断が難しいケースがあって、病理医によって、がんであるかどうか、意見が分かれることもあります。そのような場合は、ほかの病理医に診断を確認するようなセカンドオピニオンが行われることもありますが、いずれにせよ良悪性の判断が正確でなければならないことは、いうまでもありません。

次に重要なことは、病理診断名（病気の名前）が一致していることです。病理診断名を病理医が好き勝手につけては、治療する際に非常に困ります。

ここで登場するのが、「WHO分類」あるいは「癌取扱い規約」です。WHO分類は国際的な診断分類であり、世界中の専門家が最新の知見を集めて議論を交わし、数年ごとに改訂されています。

「癌取扱い規約」は、日本独自のものです。WHO分類が改訂されるごとに癌取扱い規約も合わせて改訂されることも少なくありませんが、WHO分類よりも日本の医療に沿った形でいろいろな決まりごとを定めていることが多いです。

病理医は、これらを用いて病理診断を行っています。規定に則って病理診断が行われることで、病理診断の質が担保され、どの病院でも同じ治療が受けられるようになっているのです。

3.
二つの病理診断「細胞診断」と「組織診断」

病理診断は、検体の採取法や性状によって、2種類の方法があります。細胞診断と組織診断です。

細胞診断って何？

細胞診断は、患者さんの負担も少なく、検診などでも行われる診断法です。組織診断標本は仕事図鑑1（17ページ参照）で説明したように、病変部の組織を塊で採取し、それを極薄にスライスして作製しますが、細胞診断の標本はガラススライドに直接細胞を塗布して作製されます。

どのような場合に細胞診断が行われるか、具体例をお話ししましょう。主に二つに大別されます。

①尿や胸水、腹水等の液体の材料を診断する場合

薄くスライスできない液状の検体は、直接細胞をガラススライドに塗布する以外に観察する方法がな

細胞診断の標本作製法

1：液状の検体

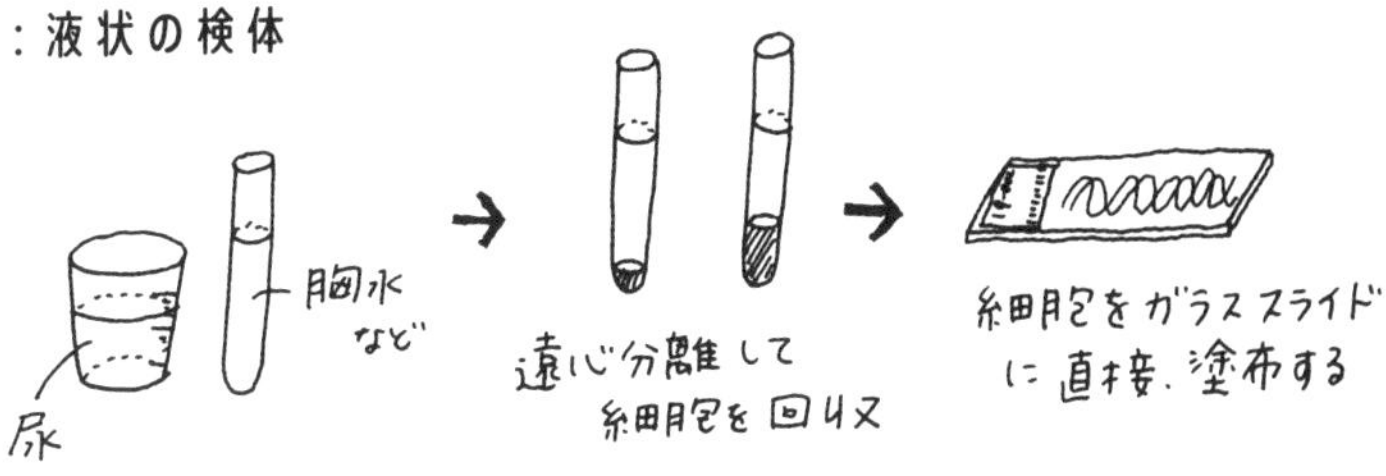
胸水
など
尿
遠心分離して
細胞を回収
細胞をガラススライド
に直接、塗布する

2：その他

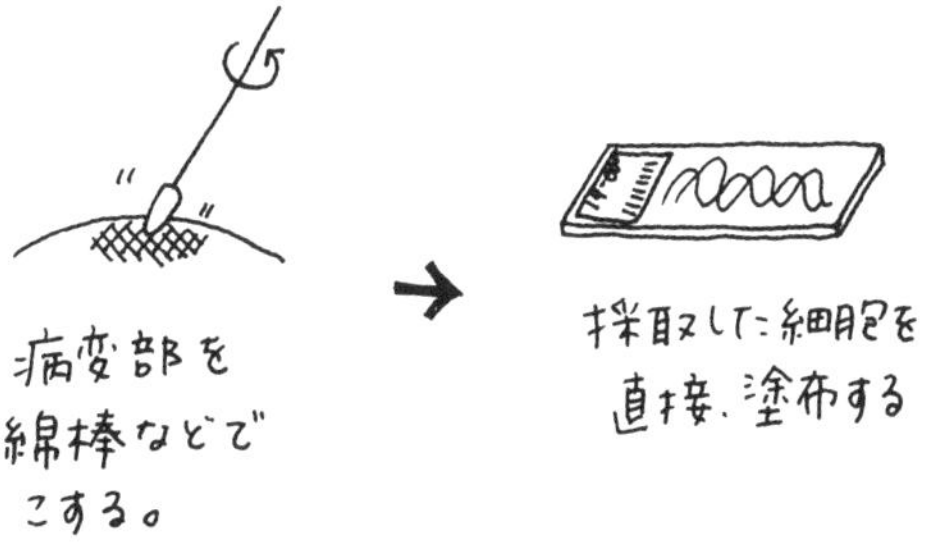
病変部を
綿棒などで
こする。
採取した細胞を
直接、塗布する

いので、細胞診断が選択されます。

② 組織診断の前段階として、病変部を綿棒などで擦《こす》って細胞を採取する場合

代表例として、子宮頸部細胞診があります。産科健診でも必ず行われる検査です。子宮頸部は子宮の入り口の部分ですが、この部分の細胞を綿棒で擦って採取する検査です。

綿棒で採取された細胞は、直接ガラススライドにそのまま塗布します。組織診断では、組織の一部を切り取る必要が出てくるため出血することもありますが、綿棒で擦るなら痛みもほとんどなく、広い範囲の粘膜から細胞を採取してくることが可能です。

どちらにしても細胞診断用のガラススライド標本は、組織診断標本と同様に、無色の細胞に染色を施して作製されます。

細胞診断と組織診断の特徴

細胞診断と組織診断には、それぞれ長所と短所があります。細胞診断は、なんといってもすぐに染色し、検査ができるという迅速性が長所ですし、液状の検体でも標本にできることが優れた点です。

一方、組織診断の長所は、一度に採取された組織の塊から、何枚もの組織標本を作製できることです。薄切した標本の薄さは4μmなので、一つの組織の塊が数㎜くらいあれば、何百枚ものガラススライド標本を作製することが可能です。

昨今、がんの研究が進む中で、診断や治療も大きく変わってきています。基本的な染色以外に、がんの特徴を詳しく知るための免疫組織化学染色を行うことも多くなっています。

免疫組織化学染色は、細胞が持つタンパク質（抗原）に特異的に反応する抗体を用いた免疫反応（抗原抗体反応）を応用した染色法です。この染色では、その細胞が特定のタンパク質を持っていなければ反応が起きない（染色されない）ので、染色がされたか否かという結果を見て、細胞の生物学的な特徴を客観的に観察することができます。

4.
病理解剖も病理医の仕事

病理医のもう一つの仕事に、病理解剖があります。ＣＴやＭＲＩなど、画像診断がここまで進歩していなかった数十年前は、病理解剖が病院内で頻繁に行われていました。最近は、Autopsy Imaging（Ａｉ）といって亡くなった患者さんの画像診断が行われたり、画像診断全般の技術進歩によって病理解剖を行うことは減っていますが、２０１５年の統計によると、日本で1年間に約１万１０００件の病理解剖が行われています。

病理解剖は、基本的に病院内で死亡した患者さんの病態を詳しく検討し、その患者さんに行ってきた医療を省みるために行われるものです。解剖後は、臨床病理解剖検討会（Clinico-pathological conference、以下ＣＰＣ）が開かれ、病理医や主治医が中心となって病態や死因について詳しく検討がなされます。研修医は、2年間の研修終了までにＣＰＣを経験することが義務づけられています。

司法解剖は、事件性が少しでも疑われるものに対して行われるもので、病理解剖とは区別されています。司法解剖は法医が行いますが、病理解剖は病理医が担当します。

治療の甲斐なく、患者さんが病院で亡くなった場合、主治医からご遺族に病理解剖をさせていただけないかという依頼をします。主治医としては、治療方針が適切であったのか、経過の中で予想外の症状が見られたときなど、その要因は何だったのか、あるいは原因不明の病態のまま患者さんが亡くなってしまったときなどは、その死因について知りたいと思うのです。ご遺族が解剖を承諾してくださった場合は、即座に病理解剖が行われます。

病理解剖は、ときに脳を含めて、胸とおなかの中にある全臓器を摘出します。通常2時間ほどで終了し、ご遺族に肉眼でわかる範囲で結果を伝えます。その後、病理医は病気が疑われる箇所をサンプリングして顕微鏡で観察し、剖検診断報告書を作成します。

通常の生検や手術材料の組織診断では、基本的にはその臓器、その病変に特化して診断をくだしますが、病理解剖診断はかなり異なります。

患者さんが死に至るプロセスは、様々な臓器の機能的、あるいは器質的な異常が複雑に絡み合っていることが多く、主治医が報告してくれる臨床経過と照らし合わせて考察していくことが大切です。どのタイミングでどんな治療が入り、患者さんの病態がどこで急激に変化したか。それらの時系列も合わせながら、各臓器における異常所見を探し、論理的に組み合わせていくことが必要です。

病理解剖は、かなり大変な仕事ですが、主治医にとっても医療全体にとっても、よりよい医療を提供できるように様々なことを学べる貴重な機会ですし、病理医の私にとっても、とても大切な仕事です。ひとりの患者さんの死から学ぶべきことを、決して無駄にはできません。

5.
病理医の1日

私たち病理医の1日の仕事の流れを、お話ししておきましょう。

朝8時前に出勤。私の勤務する病院では、週に二回、外科医・放射線科医、そして病理医との合同術前カンファレンスがあります。

ここでは、近々手術される予定の患者さんについて治療方針を検討、確認します。

まず、若手の外科医が症例呈示をします。何歳で、主訴（患者さんの訴えの中で最も主要な病症）は何か、今までの病気（既往歴）は何か、肥満の有無、喫煙歴はどの程度か（肥満も喫煙も手術する上での危険因子になる）、がんはどのくらい進行していそうで、手術の方法（術式）は何を予定しているのかを確認していきます。術前の生検の病理診断もそこで確認をし、病理医が説明を加えたり、放射線科医がCTやMRIなどの画像所見について助言したりします。

1時間ほどのカンファレンスが終わると、自室（鏡検室）に戻り、ちょっと一休み。その後、午前中は手分けをしながら、前日に提出された検体（手術で摘出された臓器や、生検で一部つまんできた小さな組織などが、たくさん病理検査室に届いている）を処理していきます。

検体が手術材料の場合は、摘出された臓器の写真撮影をし、臓器全体および病変の大きさや性状を観察、記録していきます。そして、必要な部分の臓器を小さくサンプリング（切り出し）していきます。

癌の取扱い規約の話もしましたが、切り出し方法も、臓器の種類、癌の大きさによって細かく決まっています。病理医は、肉眼診断をしながらそれらの規約に従って切り出しを進めます。正しい部分をサンプリングできないと真実は永久に闇の中に葬り去られることになるので、この切り出しという作業は正しい病理診断をくだす上で、非常に重要なプロセスです。

切り出しは、病理医のトレーニングの第一歩。若手の病理医や研修医にどんどんやってもらいます。難しい症例に関しては、私も一緒に手術検体を眺めたりさわったりしながら、どのように切り出したら適切な病理診断ができるかを考えたりします。

切り出しが終わると、できあがっているガラススライド標本を顕微鏡で観察しながら病理レポートを仕上げていく仕事に入っていきます。若い病理医や研修医は経験が浅いため、一人で病理診断レポートを仕上げることはできません。必ず指導医のダブルチェックが必要です。

私の職場では、夕方にサインアウトという時間を設けています。病理検査室には、複数名で観察できるディスカッション顕微鏡があります。これを使って、みんなでガラススライド標本を観察しながら、病理診断をしていきます。

私は後輩たちが一度診た症例のガラススライド標本すべてに目を通しながら、症例の解説をし、病理診断レポートの下書きをチェックします。当然、病理診断が正しいことが大前提ですが、それ以外に臨床医に伝わる適切な言葉で所見が書かれているか、病名を含め取扱い規約に規定された様々な因子が漏れなく盛り込まれているかなど、細かく確認します。そのようにして、正式な病理診断報告書を完成させます。

だいたいこのサインアウトに2時間近くかかり（私がおしゃべりなため話が脱線したり、顕微鏡で病気を観察しているうちに興奮して、つい説明が長くなることが原因）、毎回すべての症例を見終わるとぐったりします（そして毎日声が枯れます……「なぜ病理医なのに声が枯れるのか?」と自問自答）。

お昼ごはん直後の病理検査室は、まったりとした空気が流れることが少なくなく、顕微鏡を眺めながら、まぶたがとろ〜ん。気がつくと、接眼レンズに寄りかかり（顔面で身体を支える）ながら寝ていた……ということもあったりして。そんな自分が恥ずかしくなってちらっと横を向いたら、隣で熱心に鏡検していると思っていた後輩みんなが同じ姿勢で寝落ちしていた、ということもあります（笑）。とにかく集中力が必要なので、適度に休みながら診断を進めます。

そんなまどろみの時間を一変させるのが、突如割り込んでくる術中迅速病理診断です！　これは、手術中に組織片を凍結させて簡易のガラススライド標本を作製し、「迅速に」病理診断をすることをいいます。リンパ節に癌の転移があるかどうかの確認や進行癌の手術の際、切除した臓器の端に癌が到達しているかどうかの判断など、様々な迅速診断があります。

迅速診断中は手術の進行を止める必要が出てきますし、標本作製の工程も含め、だいたい30分以内で診断することが求められます。凍結標本は標本の質が通常のものより劣り、組織片も小さいことが多いです。そういった正確な診断をする上での限界がある中で、執刀医が手術の進め方を決断できるような病理診断を迅速に行うことが求められ、病理医としては最も緊張する仕事です。

仕事は、術中迅速診断が終われば（手術が順調に進んでいることが条件）、だいたい18時前には終わります。夜通しやる仕事や勉強はいくらでもありますが、誤診が許されないので無理は禁物です。医師の中では、かなり規則正しい仕事ではないかと思います。

病理医の1日についてお話ししてきましたが、これはあくまでも「病理医おぐらの1日」で、診断の合間に研究を熱心にされている病理医もいらっしゃいますし、人によって様々です。興味を持ってくださった方は、日本病理学会のホームページに動画による説明がありますので、ご覧いただければと思います。

がんの病理図鑑 1

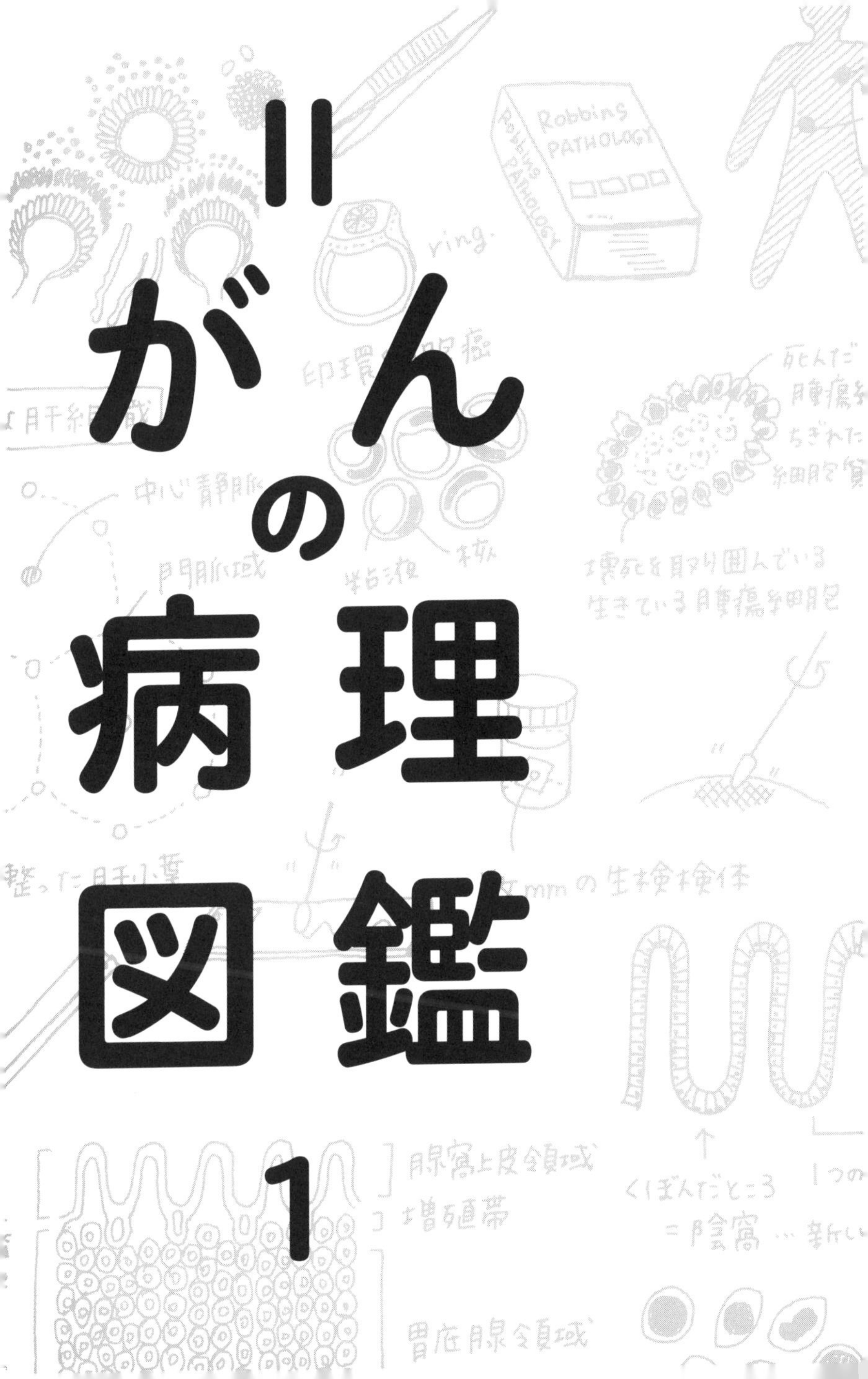

Robbins PATHOLOGY
ring.
中心静脈
門脈域
粘液
壊死を取り囲んでいる生きている腫瘍細胞
腺窩上皮領域
増殖帯
胃底腺領域

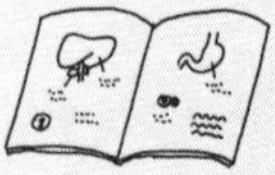

プチ病理学講義
0

細胞の形

正常と異常の境目は？

様々な細胞

それでは、ここからいよいよがんの話に入っていきます。まずは、ごく簡単ですが、細胞の正常な形を説明します。

細胞は、主に核と細胞質から構成されています。さらに、細胞質の中にはミトコンドリアやゴルジ体あるいはリボソームなど、細胞小器官と呼ばれる構造があり、様々な機能を有しています。それらの細胞小器官は、電子顕微鏡を使わなければ詳細に観察することはできません。

通常の光学顕微鏡で確認できる構造は、基本的には核と細胞質です。核には、遺伝情報であるDNAやRNA、タンパク質が含まれています。

通常の組織標本では、ヘマトキシリン－エオジン染色（H－E染色）が基本的な染色になりますが、この染色液として使われるヘマトキシリン液で、核は紫色に染色されます。これは、糸状に連なったＤＮＡがタンパク質と複合体を形成したクロマチン（染色質）の色です。クロマチンの量や分布の仕方によって、同じ紫色といってもその染色性は異なり、核の色合いが変わってきます。

一方、細胞質は、おおむね細胞の中の核以外の部分を指します。ゲル状の液体成分の中には、先ほどお話しした細胞小器官が含まれています。細胞質は、エオジン色素でピンク色に染まることが多いのですが、細胞小器官のうち何が豊富に含まれているかによって、やはり色合いは異なります。

身体には実に様々な細胞があり、核と細胞質の性状は細胞によって異なりますが、どの細胞にも基本的に核と細胞質があります。

例外は、赤血球です。赤血球は、身体中に酸素を運搬する機能を有した血液細胞の一つで、骨髄で作られています。赤血球は、成熟の最終段階において、酸素と二酸化炭素の授受をする際に邪魔になる核を最後には捨て去って、骨髄から血液中に出ていきます。よって、成熟した赤血球は核を持たず、細胞質のみで構成されており、楕円形で真ん中が少し凹んだかわいらしい形をしています。

二つの異型

◆核異型

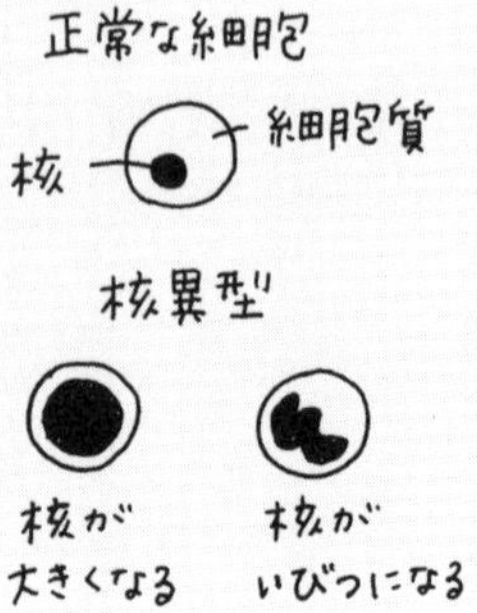

◆構造異型

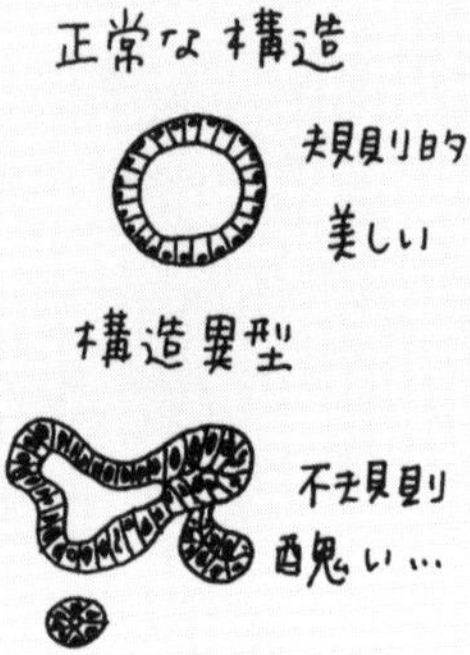

異型とは何か

がんの話をする上で、一つ知っておいていただきたい専門用語があります。それは「異型《いけい》」です。異型とは、正常から逸脱していることを意味します。

病理医は細胞の形を見て、良性か悪性かを判断します。その際に最も重要なポイントが、異型です。今、見ている細胞が正常からどれくらい逸脱しているのか、それを見極めることが病理診断には極めて大切なのです。大きく逸脱していれば異型が強い、小さければ異型が弱い、異型が軽度であると表現します。

異型は、核異型と構造異型に大別されます。核異型とは、核の性状や大きさが正常から逸脱していることを意味します。核の異型性は、そのまま一つひとつの細胞の異型を見ることになります。

一方、構造異型は文字通り、構造の異型です。私たちの身体は、様々な特徴を有した細胞がそれぞれの場所で互いにくっつき、構造を作っています。正常な構造が作られることによって、臓器の形も機能も保たれています。特に組織診断の場合は、構造異型を重視することが多いです。このあと、個々のがんの説明をする際も異型という言葉がたくさん出てきますので、覚えておいてください。

異型の有無はすぐわかる？

異型の有無は、はっきりいって病理医の主観。境界は人によって異なるというのが偽らざる現状です。さらに、異型の判定というのは疾患によっても大きく変わってきます。教科書には、異型を判断する上でのポイントは説明されていますが、同じ疾患を何百、何千と経験して、自分の中で診断のスケールを作っていきます。そうやって、病理医としての研鑽を積んでいくのです。

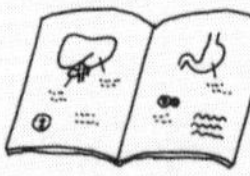

プチ病理学講義
1

「腫瘍」の定義

「できもの」「はれもの」「しこり」?

「できもの」「はれもの」に違いはある?

「できもの」や「はれもの」といわれて、みなさんは何をイメージするでしょうか。にきび? こぶ? あるいは、しこり? こういうときは、辞書で調べてみましょう。

「できもの」は、①ふきでもの。はれもの。おでき。②立派にできたもの。みごとにできあがったもの。とあります。みごとにできあがった、という説明にちょっと笑ってしまいました。「はれもの」が「できもの」の意味に含まれていますね。

一方、「はれもの」を辞書で調べると、炎症により皮膚の一部が腫れたもの。膿を持つ。できもの。しゅもつ。となっています。おっと、「できもの」が「はれもの」の意味にも含まれています。似たもの同士なんですね。

以上まとめると、「できもの」は、ほかの部分と比べて「でっぱって目立っている部分」、「はれもの」は、そこが赤くなったり熱を持つなど、痛みを伴うものを指すようです。そうすると、「にきび」は「はれもの」、「こぶ」や「しこり」は「できもの」に含まれるでしょうか。

それでは医学用語において、でっぱっている部分は、どのように分類されているのでしょうか。こうした病変は、にきびのように炎症で腫れている場合を除いて、その成り立ちから「過形成《かけいせい》」と「腫瘍」に大別されます。過形成と腫瘍を厳密に分けることはとても難しくて専門的になりすぎるので、ここでは腫瘍のみを取り上げます。また、腫瘍はときに新生物とも呼びますが、ここでは代表して腫瘍という言葉で説明していきたいと思います。

腫瘍といっても様々

「腫瘍」とは、英語で「neoplasm」や「tumor」と訳します。腫瘍は、「後天的な遺伝子異常による細胞増殖の異常」として定義づけられています。英語の「neoplasm」と「tumor」はほぼ同義ですが、昔、炎症で腫れているもの（つまり、にきびみたいなもの）を「tumor」としている時期があったそうです。

腫瘍の定義はちょっと難しいので、もう少し説明しましょう。人間の身体は約37

兆個の細胞によって構成され、常にその数は一定です。どのように一定に保たれているかというと、新しい細胞が誕生し古い細胞が死ぬ、という細胞の生まれ変わりのサイクルが遺伝子によって調整され、維持されているのです。

例えば、皮膚の細胞は約4〜6週間のサイクルで垢として剝がれ落ちます。成人女性の子宮内膜は約1か月に一度、女性ホルモンの働きによって月経が生じ、古い細胞が剝がれ落ち、常に新しい細胞に生まれ変わっています。こういった細胞の増殖サイクルが遺伝子異常によって崩れ、細胞が際限なく増殖する病気を腫瘍と定義するのです。

さて、腫瘍といっても、その種類は実に様々です。腫瘍が発生する臓器にもより、また同じ臓器に発生する腫瘍でも実に様々なタイプがありますが、医師にとっても患者さんにとっても最も気になることは、その腫瘍が良性なのか、あるいは悪性なのか、ということでしょう。では、腫瘍の良性・悪性は、どのように定義づけられるのでしょう。

〝ロビンス〟と呼ばれる有名な病理学の教科書（『Pathologic Basis of Disease（基礎病理学）』では、「良性腫瘍 benign tumor」と「悪性腫瘍 malignant tumor」に分けられ、以下のように説明されています。

良性腫瘍は、「周囲の組織を破壊することなく局在し、その部分のみを切除すれば治癒するであろう腫瘍」であり、悪性腫瘍は、「周囲の組織を破壊しながら増殖し、ほかの部位に転移をきたしうる腫瘍」とされています。

すなわち、ふるまいの悪い腫瘍が悪性腫瘍といえそうですね。

顔つきが悪い？

私たち病理医は、悪性腫瘍を「顔つきが悪い」というように表現したりしますが、だいたいふるまいの悪い細胞は、顕微鏡で観察すると悪い顔をしていることが多いのです。たまに、かわいい顔をしてふるまいが最悪といった小悪魔的な悪性細胞もありますが、それはまた別の機会に紹介します。

さて、顔つきが悪いというのを病理学用語で説明すると、前項で説明したように、異型が強いということになります。つまり、正常から形態が逸脱していればいるほど異型が強く、顔つきが悪い、ということになります。

悪性腫瘍は形態ではなく、ふるまいの悪さという側面から説明を進めていくと、周囲の細胞に影響を与え、放っておくと死に至る可能性のある腫瘍という言い方もできると思います。きっと、みなさんが今まで持っている悪性腫瘍やがんという言葉のイメージと近いのではないでしょうか。

では、がんという言葉は、悪性腫瘍を指すのでしょうか。このあと、がんのしっかりした定義について、説明していきたいと思います。

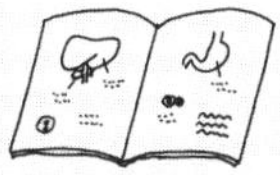

プチ病理学講義
2
二つの「遺伝子異常」

遺伝子異常って、遺伝する異常？

「遺伝」の意味

「遺伝子異常」と聞くと、その異常は子どもや孫に伝わってしまうのではないか？　という疑問や不安を持つ方もいらっしゃるのではないでしょうか。「遺伝」という言葉に「次世代に伝わる」という意味が含まれているからだと思いますが、遺伝子異常についてここで少し整理しておきましょう。

後天性と先天性？　二つの遺伝子異常

まず、結論から申し上げますと、先ほどの講義で説明した腫瘍に生じている「後天的な遺伝子の異常」は、その腫瘍細胞だけに起こっている異常です。よって、基本的にはほかの正常な細胞にうつったり、次の世代に受け継がれるようなことはありません。

二つの遺伝子異常

◆後天性

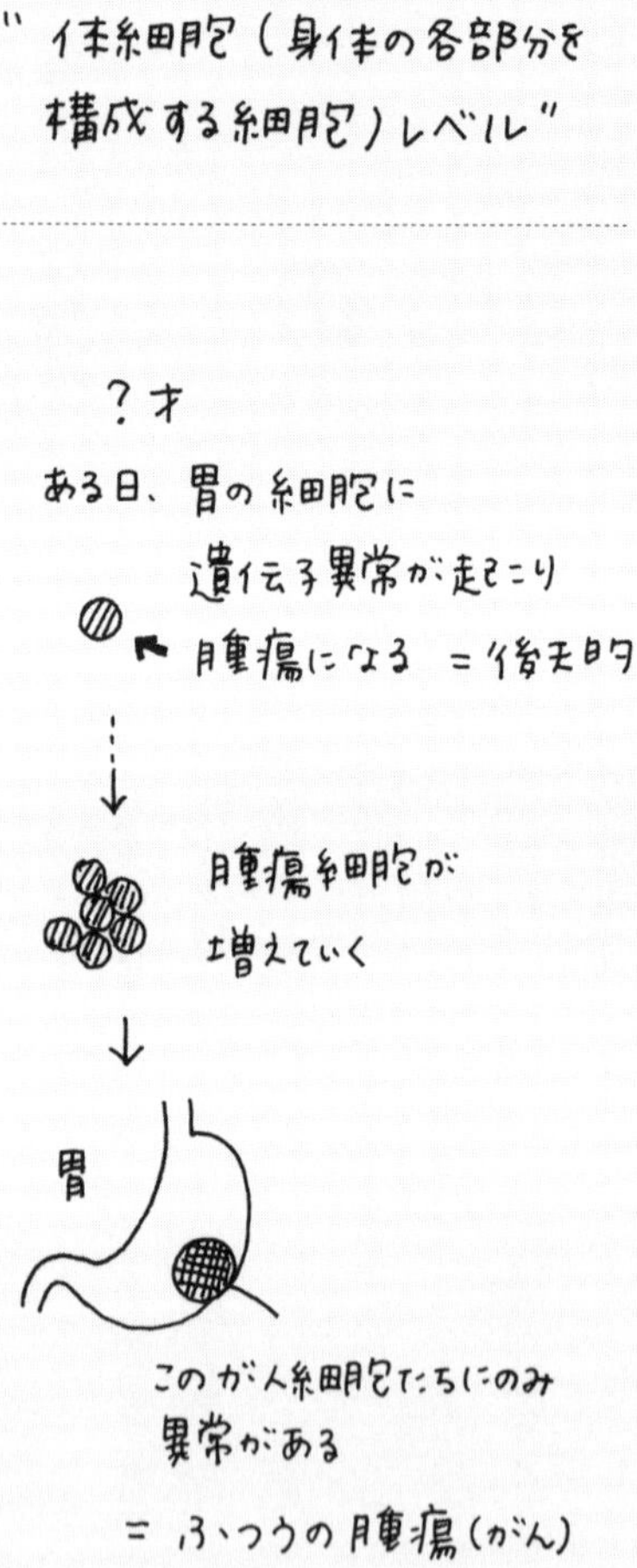
"体細胞(身体の各部分を
構成する細胞)レベル"
?才
ある日、胃の細胞に
遺伝子異常が起こり
腫瘍になる ＝後天的
腫瘍細胞が
増えていく
胃
このがん細胞たちにのみ
異常がある
＝ふつうの腫瘍(がん)

一方、次の世代に受け継がれる遺伝子に異常が起こり、腫瘍が生じる場合があります。そのような遺伝子異常によって生じるがんを、「遺伝性腫瘍」あるいは「家族性腫瘍」と呼び、現在、11種類ほどの遺伝性腫瘍が明らかになっています。

遺伝性腫瘍の場合は、受精卵の時点で遺伝子に異常が生じます。先天性の異常というのはこの時点の異常をいい、生殖細胞、つまり受精卵に異常をきたすことを意味します。1個の受精卵からすべての身体の細胞ができていくので、その遺伝子の異常は、身体全体の細胞にくまなくいきわたってしまいます。遺伝性腫瘍の患者さ

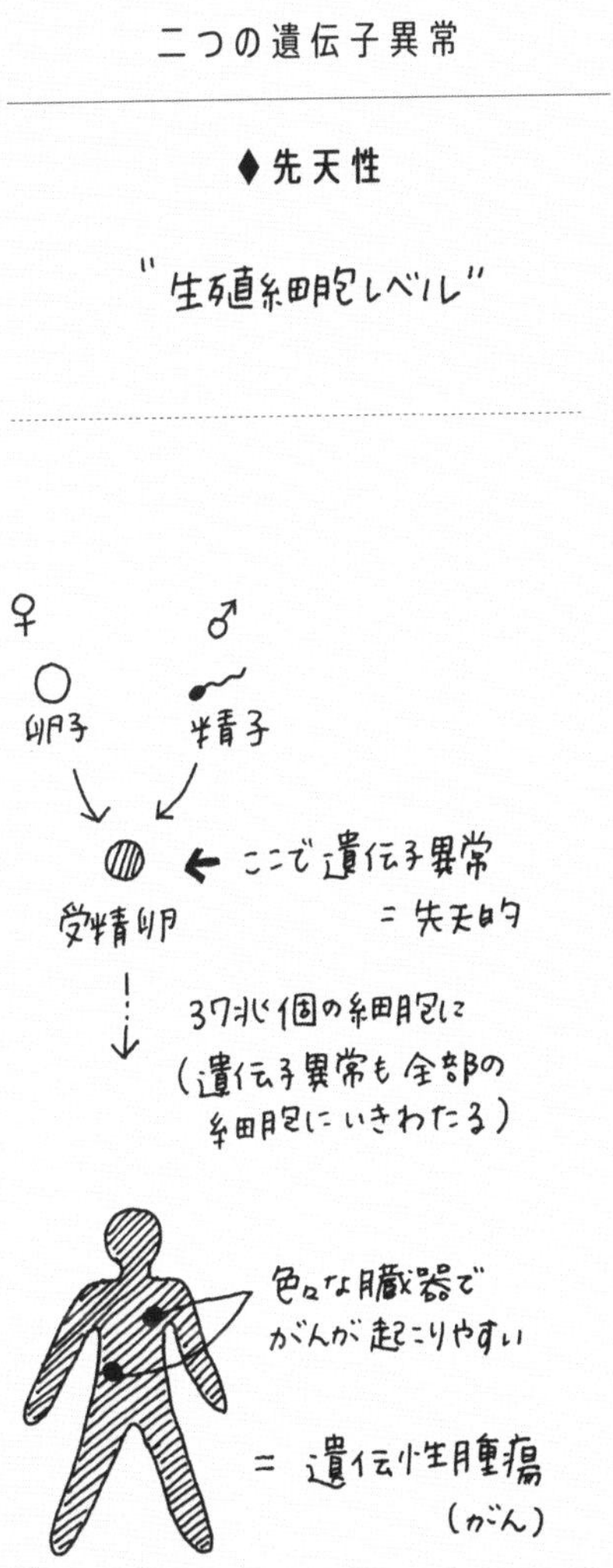

んで、複数の臓器でがんが生じやすいのはそのためです。

ただ、いったいどのくらいの確率でその患者さんにがんが生じるのか、統計的なデータはありますが、はっきりと予測することはできません。遺伝性腫瘍の患者さんは、がんに非常になりやすい体質であることを意識し、頻繁に検査をしたりして、がんの早期発見に努めることになります。

以前、女優のアンジェリーナ・ジョリーさんが予防的に両方の乳房を摘出して話題になりましたね。彼女は「遺伝性乳がん・卵巣がん症候群」といわれる遺伝性腫瘍を引き起こす遺伝子異常を有することがわかって、予防的な手術を受けたのです。

一般的に、うちはお父さんもがんだし、私もがんになりやすいかも、というレベルで話題になるような「うちはがん家系」は、医学的にはほとんどはっきりしたことはわかっていません。後天的な遺伝子異常は、長生きするほど起こってくることが多くなるため、結果的に長寿の家系は、がん家系っぽく見える、ということもあるかと思います。実際、日本では二人に一人ががんになる時代ですから、両親や兄弟ががんに罹患することは全く珍しいことではないのです。

がんの診断と遺伝子診断

このあとの講義や図鑑の中で詳しく説明しますが、通常のがんの病理診断では、そのがんによく起こることがわかっている遺伝子異常の有無を検査することが、近年増えてきました。また、その遺伝子異常に合わせた治療薬も開発されています。

一方、遺伝性腫瘍を疑う場合の遺伝子検査は特殊です。遺伝性腫瘍に関与する遺伝子異常の検索は、その結果がご本人だけではなく家系全体にもおよぶ問題になるので、とても繊細に対応する必要があります。そのため、遺伝カウンセラーの方が入り、十分な話し合いのもと行われることが多いです。

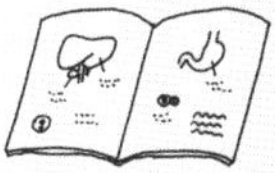

プチ病理学講義
3

「がん」と「癌」の違い

悪性腫瘍って何？

がんと悪性腫瘍

悪性腫瘍の意味が少し明らかになりましたが、「がん」と「悪性腫瘍」は、何が異なるのでしょうか。「がん」とひらがなで表記される場合と、「癌」と漢字で表記される場合の違いも含めて説明します。

まず、「がん」とひらがなで表記される場合は、一般的に悪性腫瘍をそのまま指していることが多いです。ひらがなの「がん」＝悪性腫瘍、と考えていただいてかまいません。本来医学的には、がんと悪性腫瘍は意味合いが異なるのですが、わかりやすいように、ひらがな表記のがんで悪性腫瘍全体を示していることが多いです。

では、医学的な「がん（癌）」の定義を説明していきます。

癌は、「上皮性の悪性腫瘍」というのが正しい定義です。「上皮性の」という耳慣れない言葉がくっついています。専門的な説明になりますが、頑張ってわかりやすく説明してみますので、ついてきてください。

人間の身体を構成する約37兆個の細胞は、上皮細胞と非上皮細胞に大別されます。上皮細胞というのは、外界と接している細胞です。互いに結合し合って体をシート状に覆うような性質があります。代表的なものは、皮膚の細胞です。皮膚の上皮細胞（表皮とも呼ばれている）は外界と接しており、互いに結合し合って身体の表面をくまなく覆っています。

この上皮細胞が悪性腫瘍になったものが、癌です。理解を深めるためにどんな種類の癌があるのか考えてみましょう。

消化管を例に考えてみましょう。消化管とは口から始まり肛門に終わる、食べ物の消化を司る一連の臓器群ですが、細かく挙げていくと、口→食道→胃→十二指腸→小腸（空腸・回腸）→大腸（盲腸・上行結腸・横行結腸・下行結腸・S状結腸・直腸）→肛門となります。想像していただくと、なるほどとなると思うのですが、実は、食べ物や便の通り道である消化管の内側は身体の外側であり、外界と接しているのです。

つまり私たちの身体は、中心に管が一本貫いていて、ドーナツのような中空構造をしているのですね！よって、消化管の内側を覆う細胞は上皮となります。です

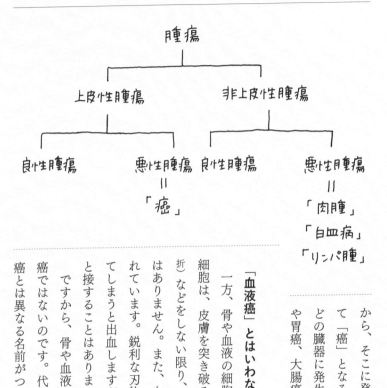

腫瘍の分類

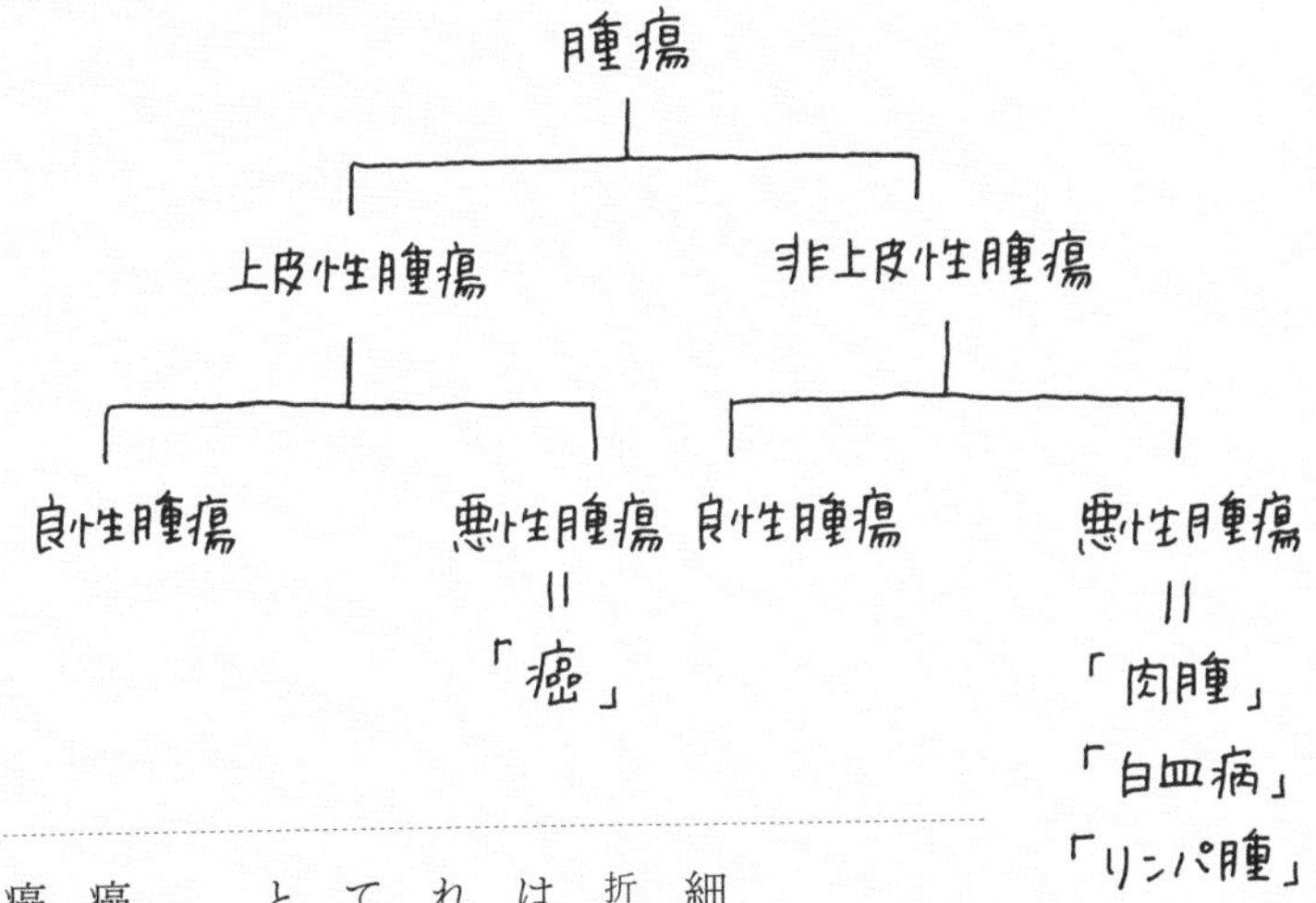

から、そこに発生する悪性腫瘍は、すべて「癌」となるわけです。消化管の中のどの臓器に発生したかによって、食道癌や胃癌、大腸癌などと呼ばれます。

「血液癌」とはいわない？

一方、骨や血液の細胞はどうでしょう？　骨の細胞は、皮膚を突き破るようなひどい骨折（開放骨折）などをしない限り、外界と決して接することはありません。また、血液の細胞は血管の中を流れています。鋭利な刃物で切って血管自体が切れてしまうと出血しますが、出血しない限り、外界と接することはありません。

ですから、骨や血液の細胞に生じる悪性腫瘍は癌ではないのです。代わりに、骨肉腫や白血病等、癌とは異なる名前がついています。血液がんという呼び名（必ず、ひらがな表記）は、冒頭に述べたように、一般の方にわかりやすいように便宜上、血液がん、と呼んでいるだけであり、本来、血液の細胞が悪性腫瘍となっても、血液癌とは呼ばないのです。

ちなみに骨肉腫の肉腫は、上皮細胞以外の細胞にできた悪性腫瘍でよく使われる名称であり、骨肉腫以外に、脂肪肉腫や横紋筋肉腫等々、筋肉や脂肪組織にできる悪性腫瘍には、「肉腫《にくしゅ》」という名前がついていることが多いです。

講義1からここまでを通して、良性腫瘍、悪性腫瘍、癌、肉腫について学んできましたが、表にすると55ページの図のようになります。

このあと本書でも、「がん」＝悪性腫瘍と「癌」≒上皮性の悪性腫瘍は使い分けていきたいと思います。

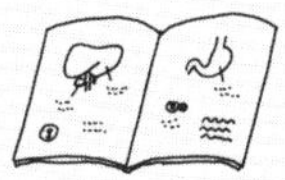

プチ病理学講義 4 「分化」の定義

それは、頭がよくなること

治るがんと治らないがん

プチ病理学講義は、「腫瘍」「がん」そして「分《ぶん》化《か》」とホップ・ステップ・ジャンプ方式で、かなり専門的な話に入っていきます。

さて、分化の話に入る前に、こんな疑問を共有しておきましょう。

どうして、同じがんになっても治る人と治らない人がいるのでしょうか。「末期がんをこんなふうに克服しました！」というような話もよくありますが、専門家の私たちからすると、「分化度がよかったのかな？」「そもそも、そのがんの診断自体合っていたのかな？」など様々な疑念、邪念が頭によぎります。それは極端な例ですが、同じ臓器に発生したがんにおいて治りやすいか否かは、何で決まるのでしょうか。

これには、いくつかの要因があります。

いちばん大きな要因は、どのくらい早くがんを発見できたか、ということです。早期発見ががんの治療に最も大切なことは、様々なところで見聞きされているかと思います。悪性腫瘍は放っておくとどんどん大きくなり、血管やリンパ管を介して、ほかの臓器に転移をきたす可能性もあります。できうる限り早期の段階で見つけて治療するのが、いちばんです。そして、ほかの主要な要因の一つとして、分化が挙げられます。

ポイントは「分化」

分化とは、何も特徴を持っていなかった細胞（未分化）が、形態や機能などの特徴を持っていくことをいいます。みなさんは、きっとiPS細胞のニュースで、「多能性幹細胞」という言葉を聞いたことがあると思います。この多能性幹細胞の多能とは、これからいろいろな細胞に分化できる能力を持っていることを意味します。ですから、多能性幹細胞は未分化な細胞である、と表現することもできます。

一人の人間の一生は、たった一つの受精卵から始まります。受精卵は細胞分裂を繰り返しながら、次第にそれぞれ様々な形態や機能を持った細胞に成長していきます。これを「発生」といいますが、つまり、未分化だった細胞が様々な細胞に分化する過程をいうのですね。そして、おぎゃあと生まれる段階では、ほとんどすべての細胞が分化を完了させています。

大腸の細胞は、粘液を分泌したり水分を吸収したりする機能を持ち、細長い特有の形態を持ちます。皮膚の細胞は、互いにしっかり結合しながらウエハースのような層を形成し、外界からの刺激に対応する形態と機能を有します。それぞれの臓器には「高度に分化した細胞」があって、それぞれの役割を担って存在するようになるわけです。

腫瘍は、この高度に分化した細胞から発生します。がんになる過程において、がん細胞がもともとの細胞の形態や機能をある程度保持したままの状態である場合を、「分化がよい」とか「高分化である」といいます。

分化度が低くなると悪性度が高くなる

例えば、大腸癌は特に高分化な癌が多いのですが、高分化な癌とは、もともとの大腸の粘膜の構造に類似した特徴を有しているものをいいます。元の細胞の特徴からどんどん逸脱していくと、中分化、低分化、未分化……となり、分化度が落ちる、分化度が低くなる、と表現します。分化度が低い癌は、先祖返りするような状態に近いですから、無秩序に増殖しやすく、悪性度が一般的に高くなります。

同じ臓器に発生したがんでも、治る人と治らない人がいるのは、実は、この分化度が深く関係していることもあるのです。

プチ講義の冒頭で、異型の話をしました（42ページ参照）。異型と分化度も、密接に関係しています。分化が低くなればなるほど、もともとの細胞の形態も細胞が集団で形作る構造も失われていくので、核異型も構造異型も強くなるといえます。

次のプチ講義で、組織型の説明をしますが、これも異型と分化度と関連があるので、覚えておいてくださいね。

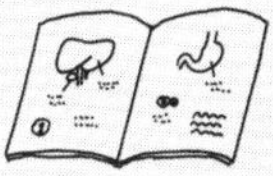

プチ病理学講義
5
「組織型」の定義

「姿」と「頭のよさ」で分類しよう

「腫瘍」「がん」「分化」と、主要な医学用語をしっかりおさえたところで、さらなる深みへと入っていきましょう。

今回は、「組織型」のお話です。今までの講義と深く関連した内容になります。

上皮の定義は、がんの講義の部分で登場しましたが、「外界と接し、身体の表面を覆う細胞」をいいました。上皮は臓器によって形態や機能が異なりますが、扁平上皮《へんぺいじょうひ》、腺《せん》上皮、尿路《にょうろ》上皮の三つに大別されます。

それぞれの形

扁平上皮は、文字通り扁平な形をしていて、それらが強く結合し合って、ウエハースのように層状に重なり合う特徴を有します。よって、重層《じゅうそう》扁平上皮とも呼ばれます。刺激に強い特徴がある

扁平上皮

◆横から

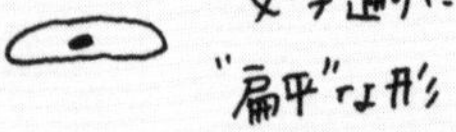
文字通りに
"扁平"な形

◆上から

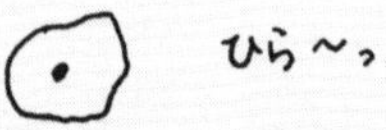
ひら〜っ

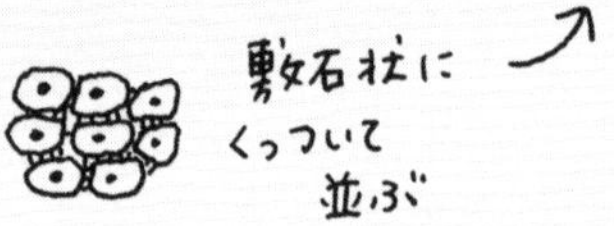
敷石状に
くっついて
並ぶ

◆"重層"扁平上皮

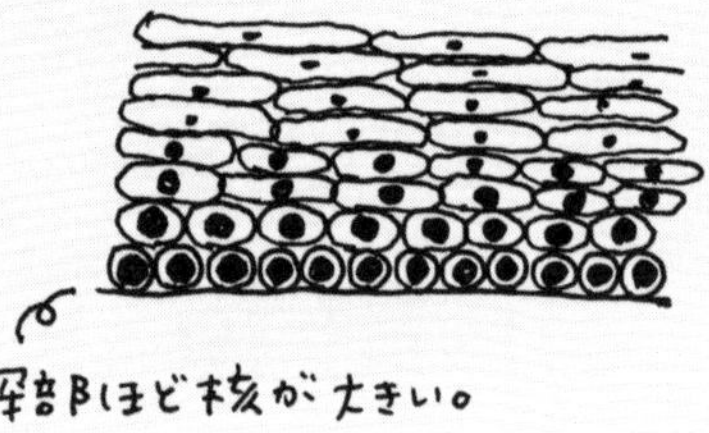
深部ほど核が大きい。

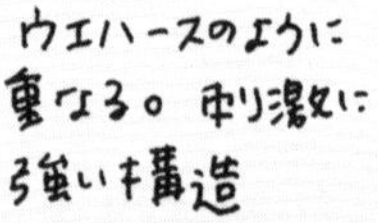
ウエハースのように
重なる。刺激に
強い構造

ため、外界に直接ふれる機会の多い部位に存在します。

代表的なものは皮膚です。皮膚の上皮は別名、その細胞の特徴から有棘《ゆうきょく》細胞とも呼ばれますが、身体の中で最も厚い上皮です。

ちなみに、最も厚いのは足の裏。納得ですね。最も薄いのは男性の陰嚢の皮膚です。なぜでしょう？　陰嚢に収められている精巣は熱に弱いため、熱がこもらないように皮膚が薄いのです。よくできています。

また、消化管の上皮においても、口から食道までは扁平上皮、そして肛門も扁平上皮です。硬い食べ物、あるいは便が通る場所は、扁平上皮で覆われています。女性の膣と子宮の入り口である子宮頸部の一部も、扁平上皮です。

皮膚以外のこれら扁平上皮は、皮膚に見られる

腺上皮

◆横から

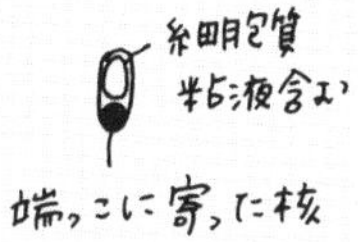

◆上から

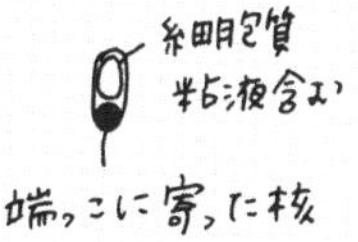

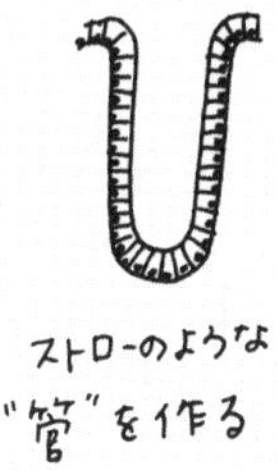

角質層や顆粒層がありません。角質層は垢として零《こぼ》れ落ちる細胞の層ですが、口の中や食道で垢が出てきたりしたら困りますよね。

腺上皮は、ウエハースのような層状の構造は形成せず、基本的に一層性に配列します。いくつかの細胞でストローのような配列を形成することが多いです。

また、細胞質の中で粘液を産生し、分泌したり、あるいは逆に何かを吸収したりする機能を持ちます。

腺上皮は様々な機能を持つのですが、扁平上皮に比べて刺激に弱いのが弱点です。消化管では、胃から肛門直前の直腸までが腺上皮です。この部位は食物の消化吸収に関わっていますから、その機能を受け持つために腺上皮が存在するわけです。

子宮の内膜、肝臓、膵臓、肺、甲状腺、乳腺

尿路上皮

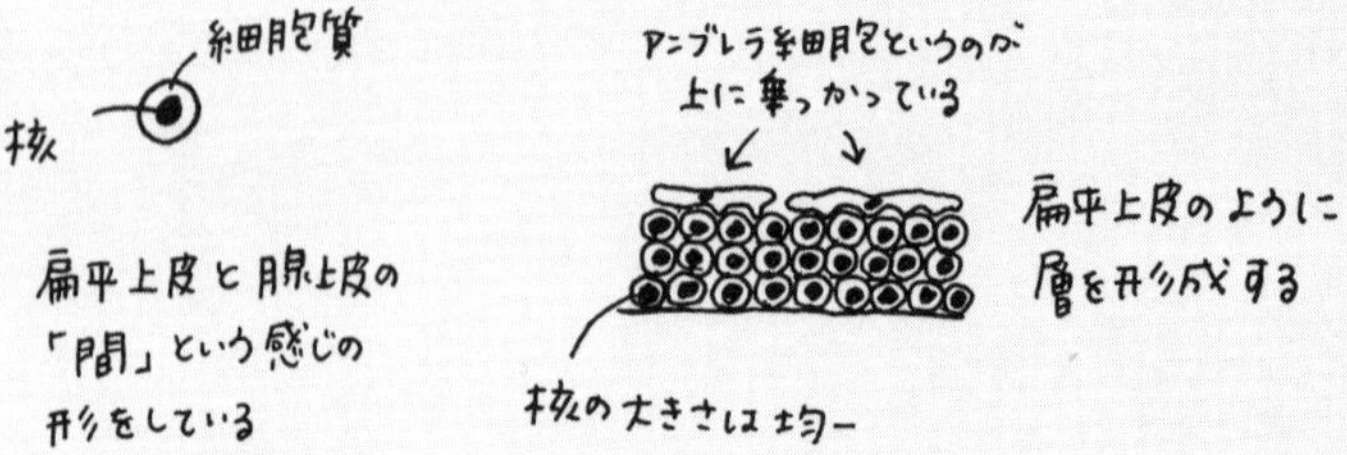
細胞質
核
扁平上皮と腺上皮の
「間」という感じの
形をしている
アンブレラ細胞というのが
上に乗っかっている
扁平上皮のように
層を形成する
核の大きさは均一

等々、実に様々なところに腺上皮があります。上皮の中で、いちばん多いです。

尿路上皮は文字通り、尿路にある上皮ですが、移行上皮とも呼ばれ、扁平上皮と腺上皮の中間的な特徴を有します。

尿を形成している臓器である腎臓は、尿を生成している部位（糸球体《しきゅうたい》、尿細管《にょうさいかん》と呼ばれる場所）は腺上皮、尿が溜められる腎《じん》盂《う》という場所や尿管および膀胱は尿路上皮、膀胱を出たところの尿道は扁平上皮からなっています。機能を有する場所は腺上皮、外界と密に接している場所は扁平上皮、その間をつなぐ場所が尿路上皮（移行上皮）となっているのです。なだらかに腺上皮から扁平上皮へ移行するのは、尿路と気道の粘膜だけです。

鼻の粘膜は、皮膚に近い部分では扁平上皮ですが、鼻の奥から気管支のほうへと向かうに従い、多列線毛上皮という表面に細かな毛の生えた腺上皮になだらかに移行します。

ほかの部分は、くっきりと粘膜の性状が変わります。例え

上皮の移行：鼻から気管へ

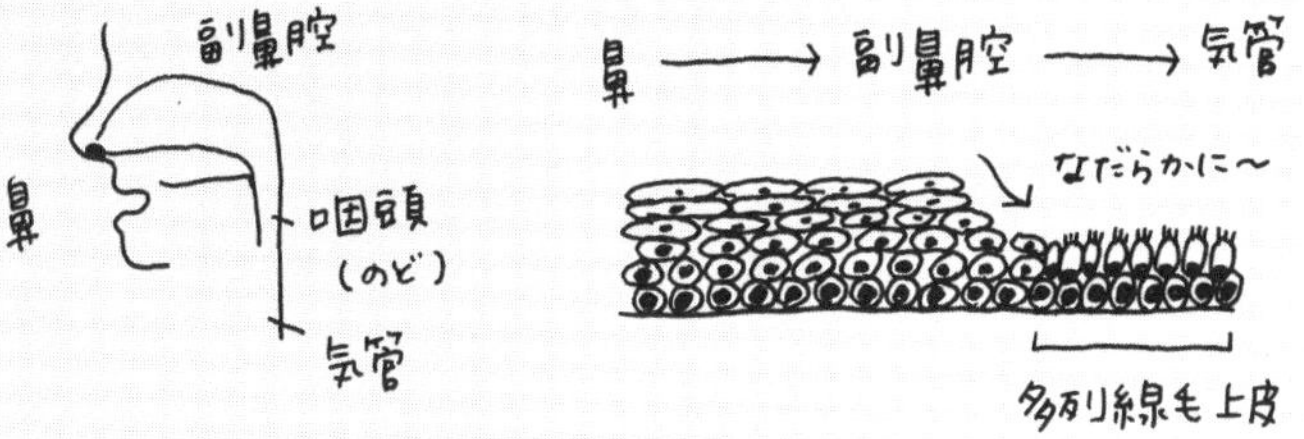

ば、食道は扁平上皮、胃は腺上皮ですが、その間に移行上皮はなく、くっきりと上皮の性質が境界明瞭に分かれます。この部位は、食道胃接合部と呼ばれます。

子宮も、入り口に近い頸部の一部が扁平上皮、頸部の途中から腺上皮となりますが、その境界は、扁平上皮腺上皮境界部と呼ばれます。

病気の名前はどんどん複雑に

三つの上皮について説明してきましたが、これらの上皮が癌化すると、それぞれ扁平上皮癌、腺癌、尿路上皮癌となります。この名称が「組織型」です。これに分化度の判定が加わると、組織型はどんどん詳細になっていきます。

例えば、高分化型扁平上皮癌、低分化型腺癌、などと表現されます。食道の上皮は、扁平上皮で構成されていますから、扁平上皮癌が高頻度に生じます。もともとの上皮と形態が近ければ高分化、低くなると低分化になります。

上皮の移行：食道から胃へ

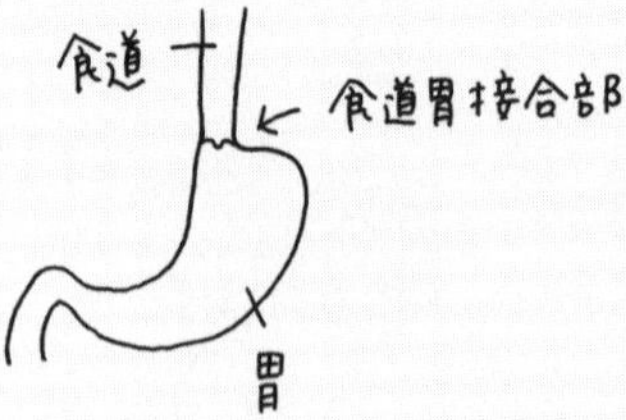

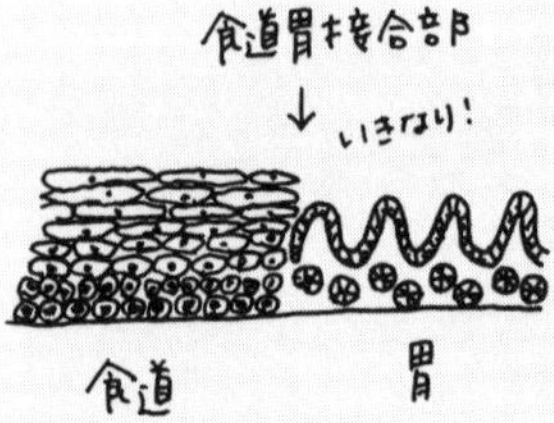

このように、組織型は上皮のもともとの形態と分化度を掛け合わせて決められることが多いです。

一方、癌細胞の見た目の特徴から決められる組織型もあります。これがあるから、医学生も病理医も病気の名前を覚えるのが大変なのです。

例えば、小さい細胞だから小細胞癌とか、粘液を過剰に産生するから粘液癌とか、実に様々な見た目を形容した組織型があります。また、個々のがんの部分で紹介していきます。

いろいろながんの「組織型」

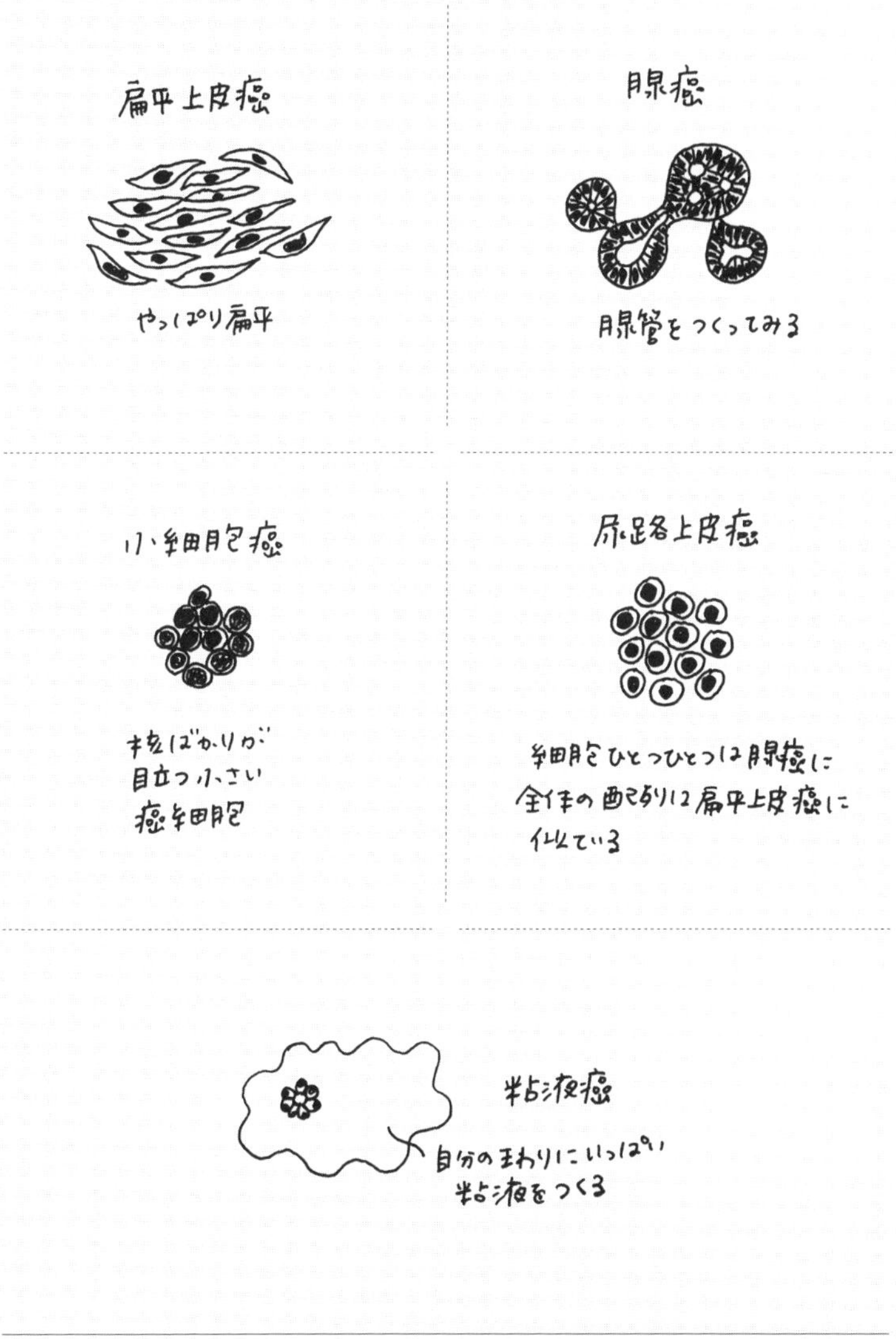
扁平上皮癌
やっぱり扁平
腺癌
腺管をつくってみる
小細胞癌
核ばかりが
目立つ小さい
癌細胞
尿路上皮癌
細胞ひとつひとつは腺癌に
全体の配列は扁平上皮癌に
似ている
粘液癌
自分のまわりにいっぱい
粘液をつくる

図鑑1.
大腸のがん
(大腸癌)

まずは〝代表的ながん〟を見てみましょう

いよいよ図鑑の本編に入っていきます。ここでは、私たち病理医の診断プロセスを疑似体験していただきながら、様々ながんをお見せしたいと思います。トップバッターは「代表的ながん」の大腸がんです。

なぜ、大腸がんは代表的ながんなのか(勝手に私がそういっているだけなのですが)。

それは大腸がんが、ほかのがんと比較して、がんらしい「強い異型」を有しているからです。「異型」という言葉に「?」がついた方は、プチ病理学講義0「細胞の形」(40ページ参照)へ戻りましょう。

大腸がんは、病理診断の経験のない研修医が最初に診断するのにうってつけのがんです。理由は二つあります。

一つは、強い異型を有しているために、正常部位とのコントラストがはっきりしているから。そしてもう一つは、進行の程度を判断しやすいからです。

大腸の壁の断面図

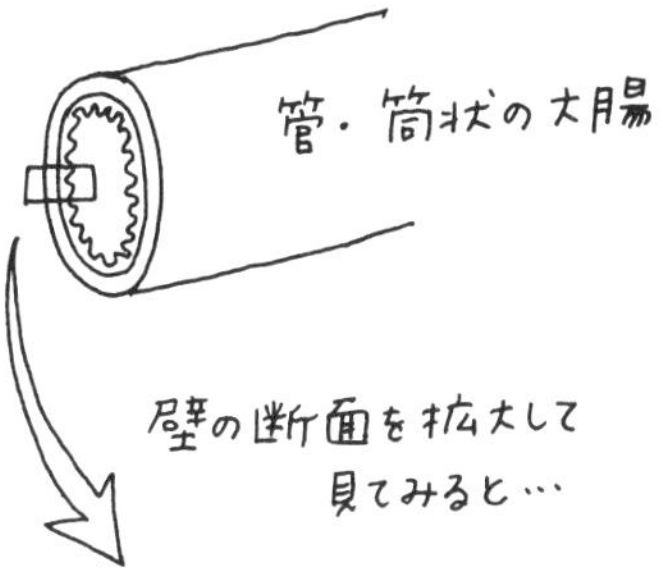
管・筒状の大腸
壁の断面を拡大して
見てみると…

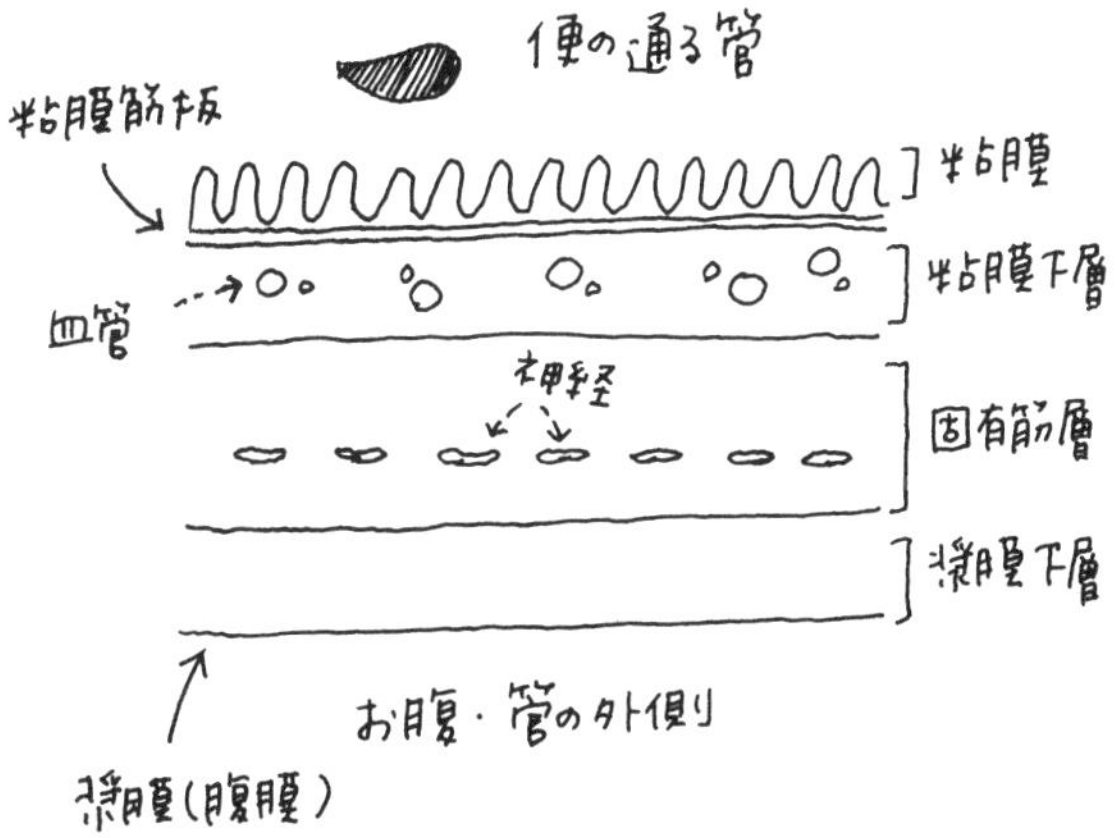
便の通る管
粘膜筋板
粘膜
血管
粘膜下層
神経
固有筋層
漿膜下層
お腹・管の外側
漿膜(腹膜)

大腸の壁は断層のごとく

大腸がんは、必ず大腸の腺上皮から発生します。上皮性の悪性腫瘍ですから、大腸「癌」と漢字で表記します。

さて、腺上皮は大腸の管の内側にびっしりと並んでいて、粘膜という層を作ります。そして、便が通る大腸の内腔と粘膜は接しています。大腸の壁の断面を観察すると、便が通る側から粘膜、粘膜筋板《きんばん》、粘膜下層《かそう》、固有筋層、漿膜下層《しょうまくかそう》、漿膜で構成される層状の構造となっています。

粘膜には腺上皮が規則的にかつしっかり結合し合って並び、ストローのような管を形成しています。この管を「腺管《せんかん》」と呼びます。腺上皮で作った管、という意味です。腺管の最も底の部分は「陰窩《いんか》」と呼ばれ、この部分で絶えず新しい腺上皮が生まれては少しずつ上に移動し、表面に達すると剥がれ落ちる、というターンオーバーが繰り返されます。

正常の粘膜では、腺管は等間隔に並んでいますし、腺管もまっすぐ上に伸びています。この正常の構造を、よく覚えておいてください。

粘膜の拡大図

◆断面図

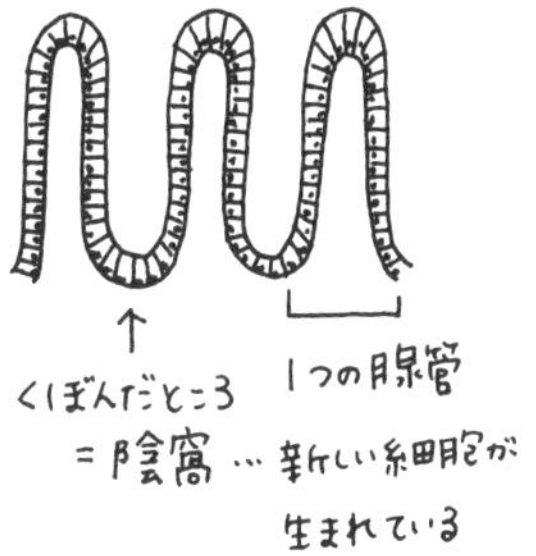
1つの腺管
くぼんだところ
＝陰窩…新しい細胞が
生まれている

◆便の通り道側から見た図

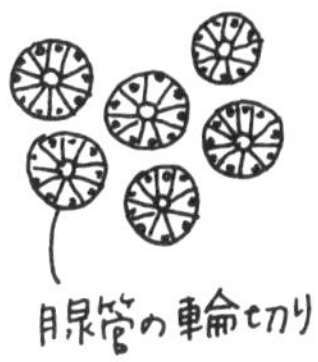
腺管の輪切り

大腸癌は必ず粘膜内癌から

腺上皮は粘膜にありますので、すべての癌は、まず粘膜にできるということになります。どんな癌も「粘膜内癌《ないがん》」という超早期の段階を経るわけです。人間ドックなどで、この段階で偶然に見つけられればラッキーです。この段階では、症状はほとんどありません。

粘膜内癌という名前は、もしかしたら加入されている「がん保険」などで見かけたことがあるかもしれませんね。「粘膜内癌は除く」と書いてあったりします。これは、「粘膜内癌の段階で見つかった場合は、がん保険はおりません」という但し書きです。

粘膜内癌という状態は超早期癌であり、完全に切除することができれば、ほぼ100%治せる癌です。また、血管やリンパ管の中に癌細胞が侵入し、遠い場所にあるリンパ節やほかの臓器に転移する可能性もほとんどありません。

そのような特徴から粘膜内癌は前癌病変、つまり癌の一歩手前の状態だと定義づける考え方もあります。だからといって、がん保険がおりないというのはどうなんでしょう……どう思いますか。

大腸癌の「進行期分類」

癌の進行具合を段階的に見たものを「進行期分類」といい、Stage0期〜Ⅳ期まであります。超早期癌の粘膜癌は、Stage0期です。

癌は大きくなると便の通り道をふさぐように上に向かって成長しますが、一方で、壁の層構造を壊しながら下にも成長していきます。壁を壊して増殖することを「浸潤する」と表現します。癌細胞が壁のどのくらい深いところまで浸潤したかによって、進行期分類は変わります。深く浸潤するほど、血管やリンパ管に癌細胞が侵入する危険性が高まるので、進行期は進みます。

ちなみに、どのくらいのスピードで大きくなるのかは個人差、腫瘍差があります。分化度や組織型によっても変わりますし、あとで説明する遺伝子異常によっても変わってきます。すごいスピードで大きくなる癌もあれば、のんびり屋さんの癌もいます。

さて、74~75ページの図が進行期分類の一覧になりますが、Stageが進むにしたがって癌が下に広がっていることがわかると思います。

StageⅢ期になるとリンパ節に転移が、StageⅣ期になるとほかの臓器に転移したり、いちばん深い層である漿膜を破ると、おなかの中に癌細胞が散らばることもあります。これを「腹膜《ふくまく》播種《はしゅ》」といいますが、ここまで広がると、手術をしても癌をすべて取りきることはできません。

多段階発癌?

大腸癌を引き起こす要因は、二つあります。一つは、遺伝子そのものに異常が起こった場合(ゲノム異常)、もう一つは、遺伝子の機能の調節を行う分子や遺伝子に傷がついた際、その修復に関与する分子に異常が起こった場合(エピゲノム異常)です。ここでは前者のほうだけ説明します。エピゲノム異常に関しては、上級編(83ページ参照)でふれることにしましょう。

古くから、多段階発癌として知られている大腸がん発生のメカニズムがあります。大腸癌には、前段階の病変が存在することがわかっています。先ほど粘膜内癌を前癌状態とする考え方があるという話をしましたが、そのもっと前の段階があるというこ

大腸癌の進行期分類

◆ Stage II期

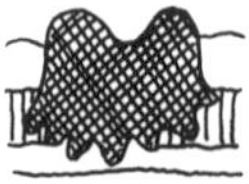

固有筋層をこえて
漿膜下層へ

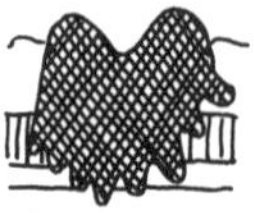

漿膜（腹膜）をつき破り、
腸管の外に顔を出す

◆ Stage III期

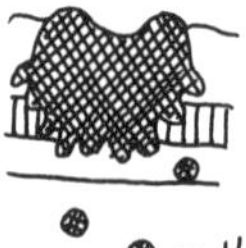

リンパ節転移があるもの
がんの深さは関係ない。
腸管から離れたリンパ節
に転移があればあるほど
進行していることに。

◆ Stage IV期

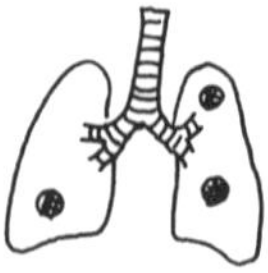

肺転移

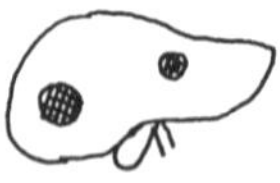

肝転移

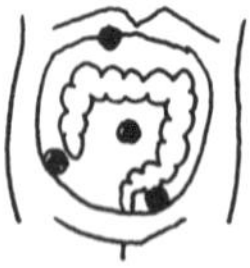

腹膜播種《はしゅ》

他の臓器に転移
していたり、腹膜播種
がある

大腸癌の進行期分類

◆正常

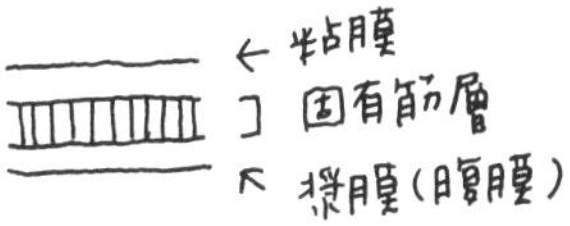

◆Stage 0期

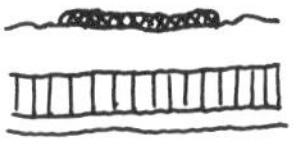

粘膜内癌
転移の心配ほぼなし!

◆Stage Ⅰ期

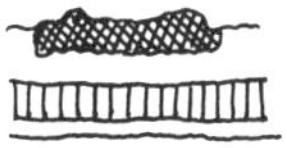

粘膜下層に達する
浅ければ、内視鏡で治療できることも

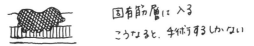

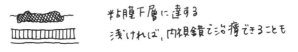

固有筋層に入る
こうなると、手術するしかない

腺腫—癌関連経路

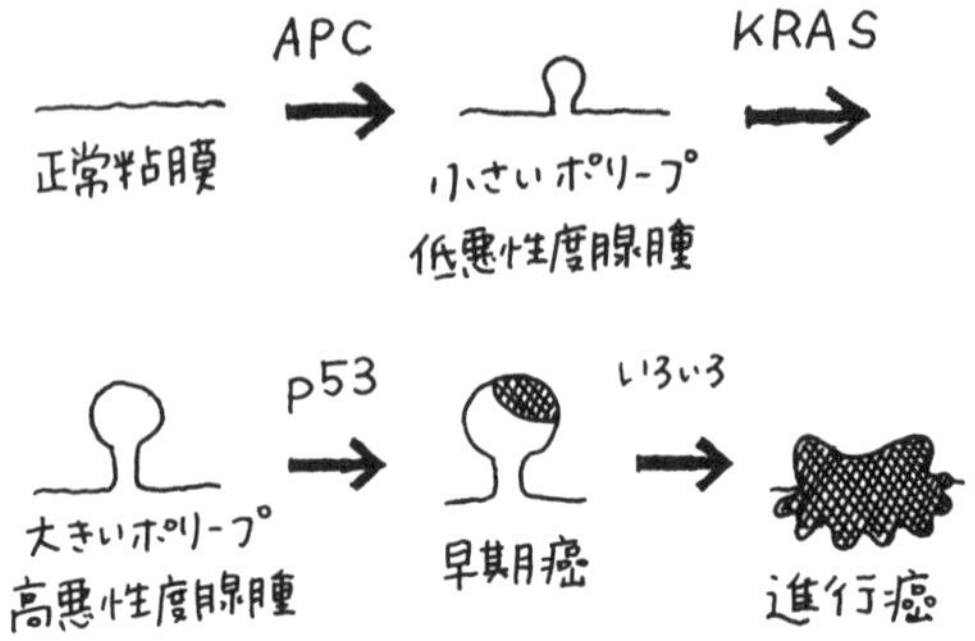

とです。

多段階発癌とは、正常の大腸の粘膜から腺腫《せんしゅ》と呼ばれる前段階の病変としての良性ポリープ、そして次第に粘膜内癌から進行癌へと進んでいく発がんのプロセスをいいます。「腺腫 - 癌関連経路」とも呼ばれていますが、この経路では、病気が進むにしたがって様々な遺伝子異常が関わっています。そして、正常から腺腫になるときに、APC遺伝子の変異、さらにそこにKRAS遺伝子の変異が加わり、癌化するときにp53遺伝子の変異が起こります。

これらの遺伝子が、症例によっていろいろな程度で関与しているのです。ただ、蓄積されたこれら遺伝子異常が個々の患者さんの癌でどのくらいの「悪さ」をしているか、その全貌は解明されておらず、研究が続けられています。

癌に関与する遺伝子異常には、細胞の増殖を促すアクセルが踏み込んだままになる場合と、細胞の増殖を抑制するブレーキが壊れた場合があります。癌化した細胞は、様々な遺伝子異常が蓄積しており、ブレーキが壊れているのにアクセルをふかしている暴走車みたいな状態になっています。

遺伝子異常の詳細は、普通の光学顕微鏡で観察しているだけではわかりませんが、私たち病理医は異型の程度を観察し、「この段階は、まだポリープ（腺腫）の段階だね」とか「あぁ、もう癌になっちゃっているね」と判断しています。

大腸ポリープと大腸癌

さて、診断の話に戻りますが、せっかくですので、いちばんフレッシュな病理研修医のしんしん（パンダに似ているたれ目のかわいらしい女医さん）に登場してもらいましょう。

しんしんは、医師3年目。病理研修をスタートしたばかりです。病理診断もほとんど初めてなので、今日は2例の大腸腫瘍の診断をしてもらうことにしました。彼女に今日、2例の症例を同時に渡したのには、理由があります。それは両者の異型の強さの度合いを見比べてもらいたかったからです。

もうすぐサインアウトの時間です。しんしんがちょっと自信なさげな様子で、「先

2症例の大腸腫瘍

◆１例目

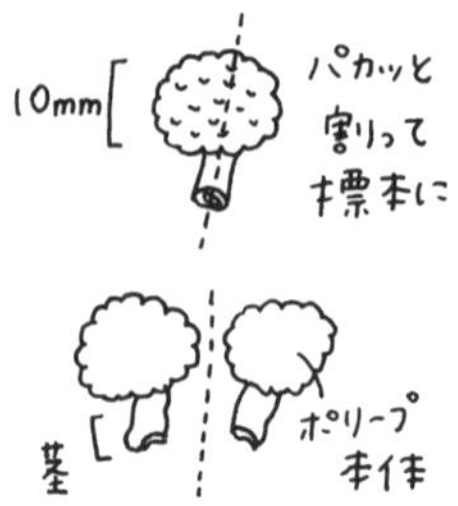

◆２例目

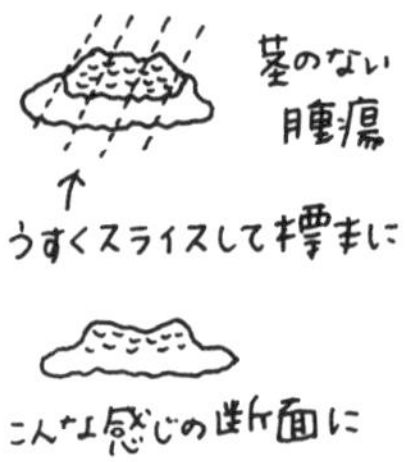

生とりあえず診断しました……」と組織標本を持ってきました。

この2症例の大腸腫瘍はいずれも内視鏡で切除されていますが、ポリープや早期の小さな癌は、内視鏡で確認しながら病変部だけを切除することができます（84ページ参照）。

切除の仕方は病変の形状により異なりますが、基本的には、ポリープの根本にワイヤーを引っかけて摘み取るような方法です（85ページ参照）。内視鏡は、カメラの先端の脇からワイヤーが伸びるような仕組みになっていて、内視鏡切除に対応しています。

しんしん。1例目は、どんな症例なのでしょうか。

はい。S状結腸からポリペクトミーされた10

㎜大のポリープです。茎がしっかりした形状をしていますね。

そうだね。まるで、きのこみたいな形だよね〜、かわいい♪　茎の部分と傘の部分で腺管の形が違うのに気づいたかな？

そうですね。ポリープの大部分は、茎の部分の正常腺管の部分と比較すると、腺管の形が不規則です。

そうそう。もしゃもしゃしているよね。表面は特に絨毯の毛のようになっていますね。

さて、拡大して正常の茎の部分の腺管と比較してみようね。必ず、正常の構造と比較することが大事です。異型というのは、正常から逸脱しているさまをいうわけだからね。しんしん、比較してみてどうだろう？

正常腺管と比較して、ポリープのほうは腺管の密度が高いですし、核が大きくなり、重なり合ってきています。

その通りです。核が大きくなっているということは、核異型が出てきているということでしょうね。では、構造の異型はどうでしょう。

構造は比較的整っているというか、腺管の輪切りも丸いですし、それほど強くはないと思いました。

１例目の大腸腫瘍

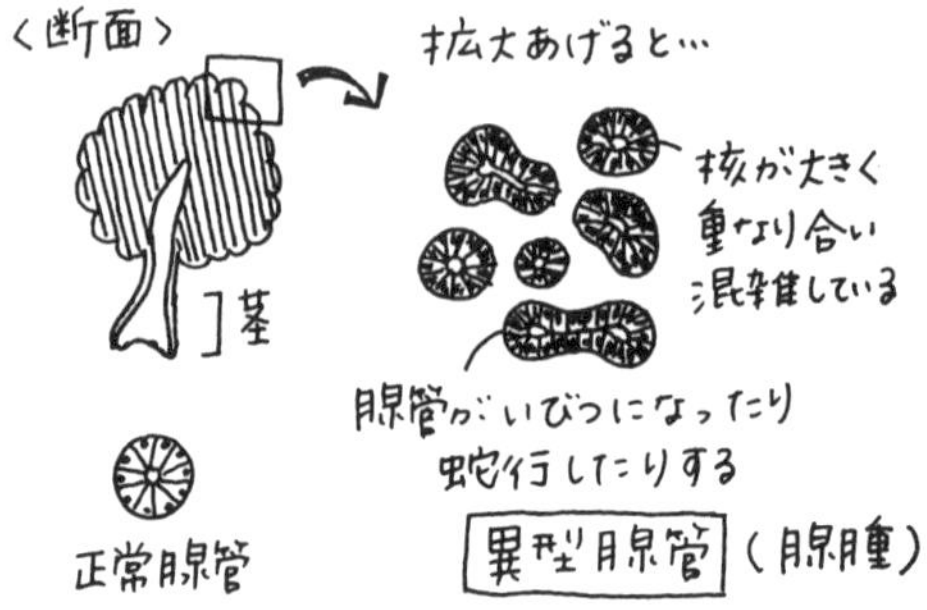

ということは、しんしんの病理診断は？

はい。癌ではなくて、腺腫であると判断しました。

はい。素晴らしい！　病理診断名は、腺腫でよいです。

ちなみにこれは内視鏡的な治療ですから、きちんと病変が取り切れているかどうかも判断しましょう。このポリープは、茎がしっかりあるし、茎の部分に異型を有した腺管はないですから、しっかり取り切れています。「断端陰性」と記載してください。

わかりました。

では、２例目の内視鏡検体だね。これは茎がない比較的平坦な病変なので、ポリペクトミーではなくＥＭＲ検体ですね。病変の大きさはや

2例目の大腸腫瘍

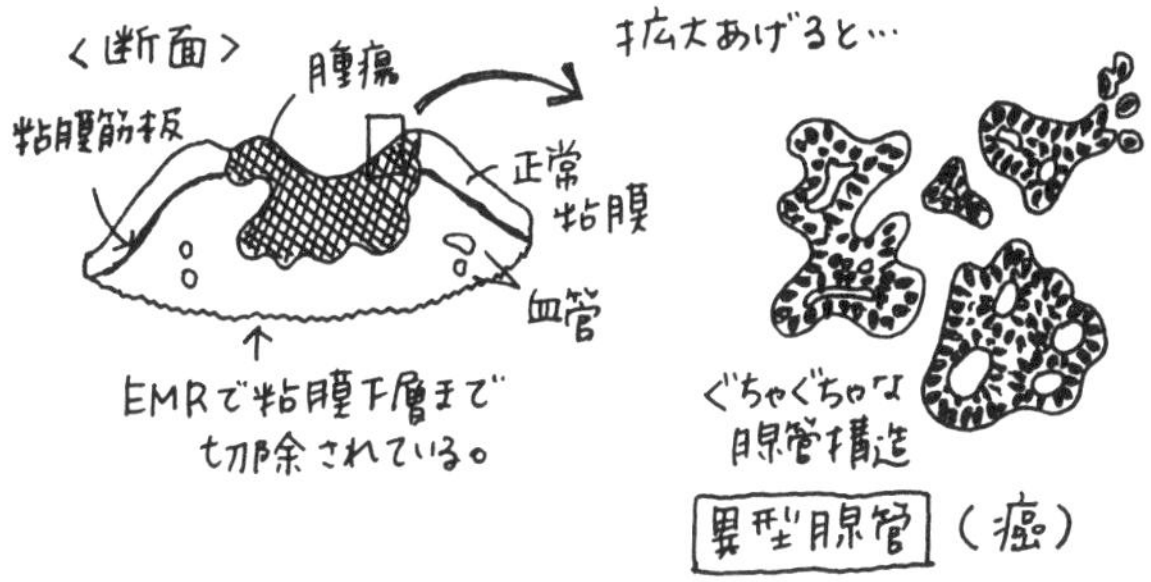

はり10㎜くらいだけど、形が1例目とは大違い。

はい。こちらは結論から申しますと、癌だと思いました。なぜなら、粘膜下層に腫瘍が浸潤しているからです。

お〜鋭い！ そうだね。先ほどのポリープは便の通る側、上側に向かって粘膜が隆起するような形の病変でした。こちらは逆に大腸の壁の中に細胞が入り込んでいる。先ほどと増殖する方向が逆です。粘膜と粘膜下層を分けている粘膜筋板の断絶が起きていて、その下側に細胞が浸潤しています。

粘膜に留まっていれば血管やリンパ管に入って転移するような危険性はありませんが、粘膜筋板を超えて粘膜下層に入り込んでしまうと、転移の可能性が出てきます。転移の可能性のある腫瘍は、すなわち悪性腫瘍ですね。つまり、癌というわけです。
　では、先ほどと同じように拡大して異型の程度を確認してみましょう。

全然違いますね〜。先ほどの腺腫に比べてまず、構造異型がはるかに強いと思います。腺管がきれいではないです。いくつも腺腔が開いていて、複雑な構造をしています。核の異型も強いです。

そうだよね。腺腫のときは、核は大きくなっていたとはいえ、お行儀よく並んでいたのに、癌細胞の核って大きさもまちまちだし、並び方も不ぞろいだよね。

癌になると、どんどん形が醜くなるのですね。正常の構造がいかに美しいか、わかります。

本当にそうですね。少しずつ診断のコツを覚えていってくださいね。初回ながら素晴らしく診断できていましたよ。
癌になっていても2例目のように早期に発見できると、内視鏡治療ができますよね。やはり早期発見って大事だね。

　いかがでしたでしょうか。私たち病理医の診断プロセス、イメージはつかんでいただけたでしょうか。大腸癌についての話は、それこそ数百ページからなる教科書があるぐらいですから、1冊分お話しすることがあるのですが、このプチ病理図鑑は、このあたりで終わりにしておきましょう。

では、上級編をどうぞ。難しいと思われる方は、読み飛ばしていただいてかまいません。

【上級編】エピゲノム異常とリンチ症候群

先ほど、多段階発がんのお話をしましたが、これはゲノム異常による発がんの話でした。大腸癌にはそれ以外の原因があります。それは、エピゲノム異常です。

エピゲノム異常が主体となってがん化する場合もあることが、近年の研究で明らかになってきました。こちらは、「鋸歯状《きょしじょう》病変《びょうへん》経路《けいろ》」と呼ばれています。

このタイプのがんは、「マイクロサテライト不安定性」という特徴を持っています。遺伝子は複製される際にコピーエラーが生じてしまうことがありますが、通常は複製を修復するタンパクが存在し、それらが正常に機能することでエラーが常に修復されています。ところが、このタンパクが正常に働かない場合は、遺伝子の中でエラーがどんどん蓄積されていき、次第に細胞の増殖の調節がうまくいかなくなり、細胞ががん化する原因となります。

大腸腫瘍の内視鏡治療

◆内視鏡的粘膜下層剥離術(ESD)

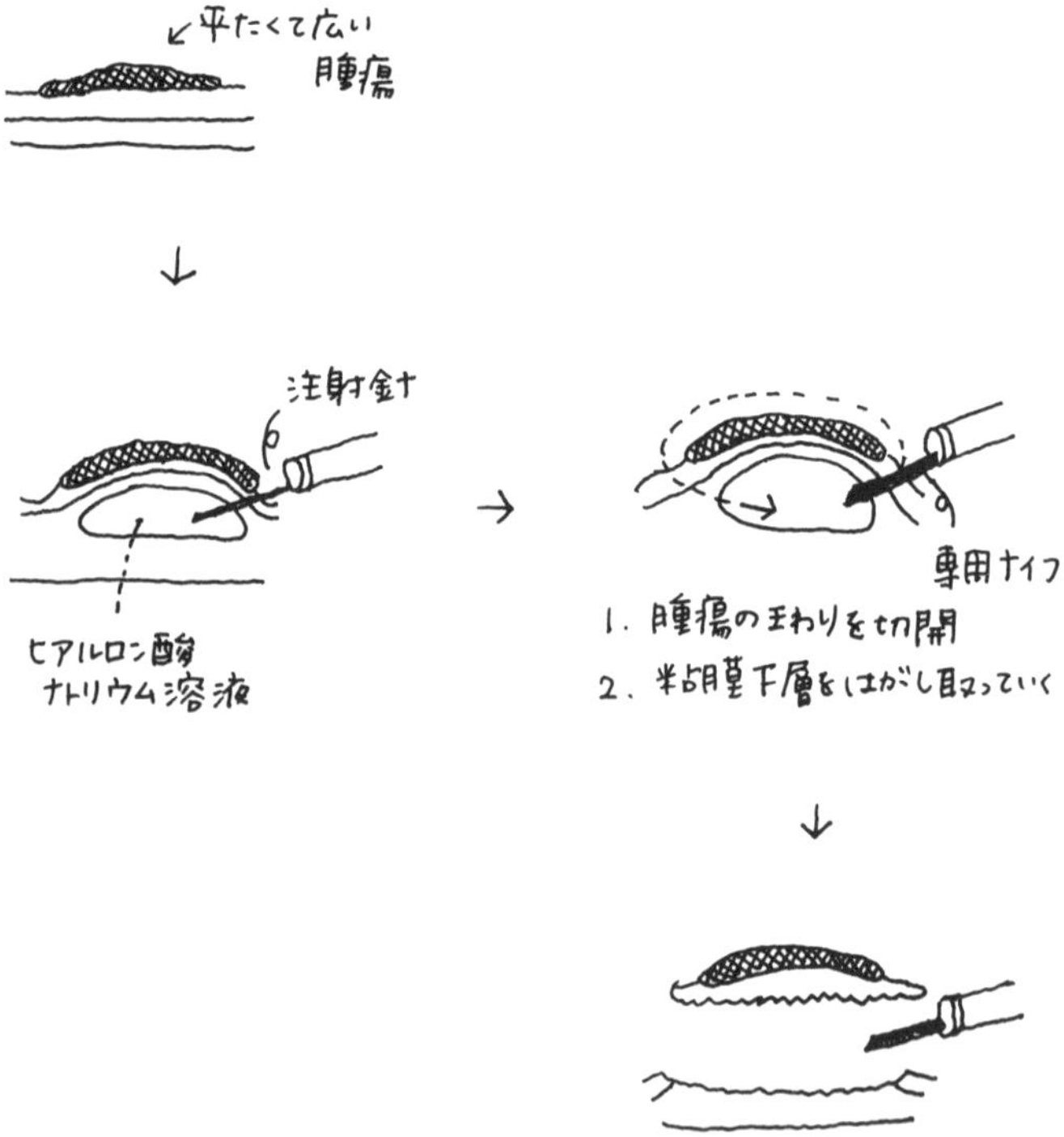

大腸腫瘍の内視鏡治療

◆ポリペクトミー

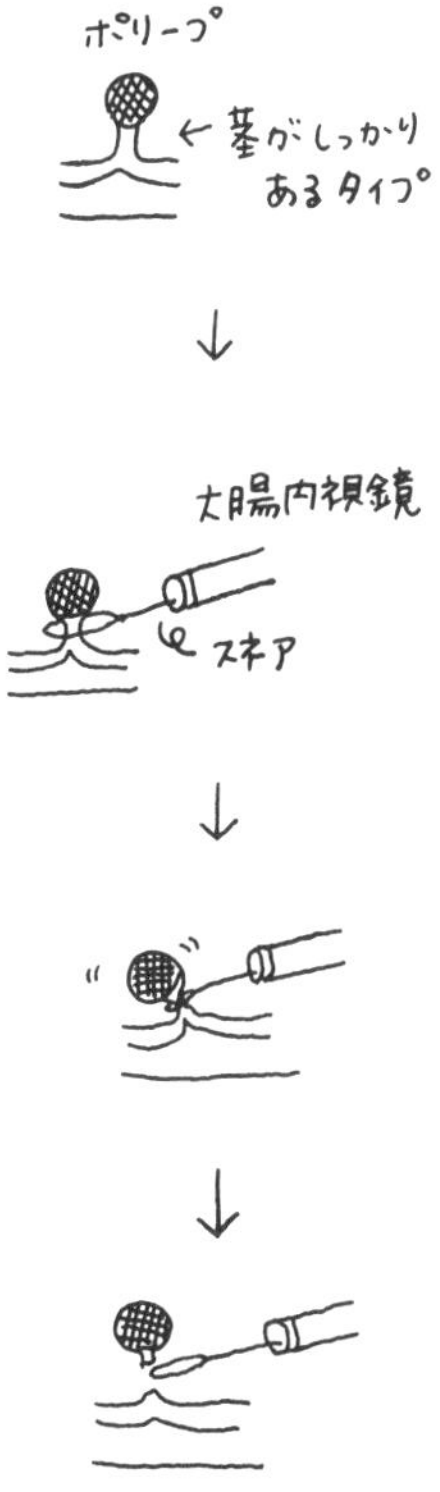

◆内視鏡的粘膜切除術（EMR）

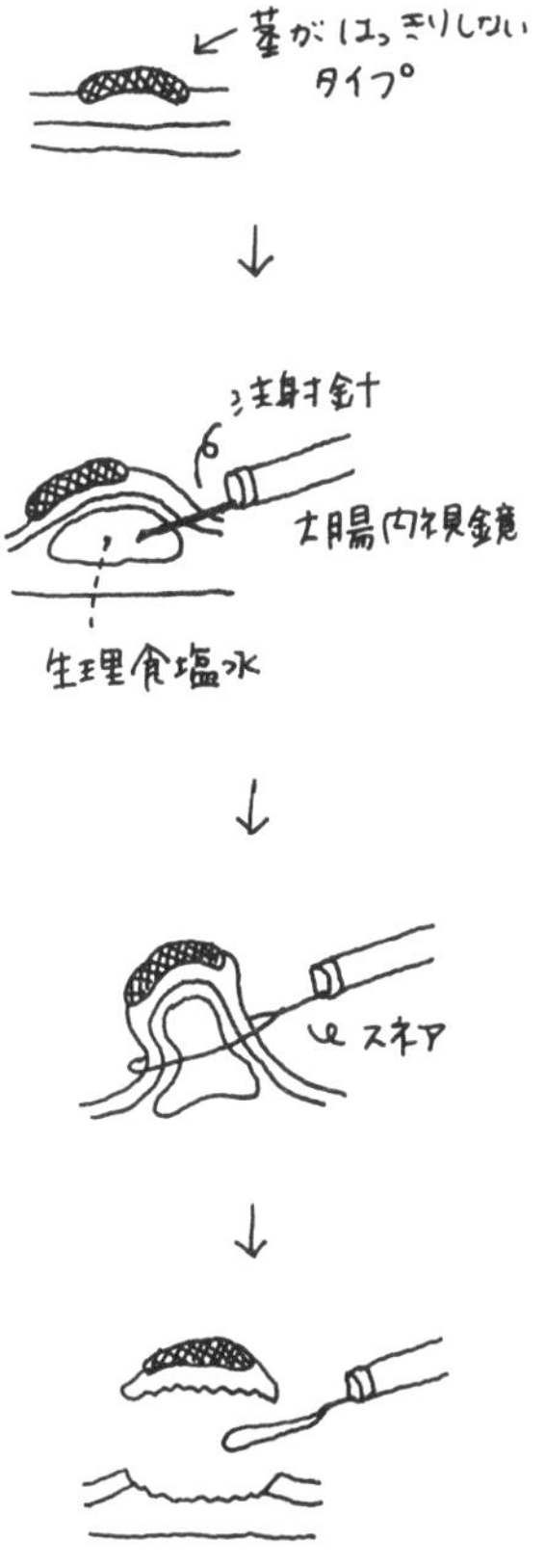

エラーが蓄積されると、遺伝子の一部の長さに変化が生じてきます。これをマイクロサテライト不安定性と呼びます。この遺伝子の長さを調べることで、エピゲノム異常が関与した癌であるかどうかを診断することができるようになりました。

鋸歯状病変経路という名前ですが、これは癌の前段階の病変として鋸歯状病変という段階を経るからです。粘膜が、のこぎりの歯のようにゲジゲジとした性状を示す良性の病変です。この段階を経て発がんするため、鋸歯状病変経路と呼ばれています。

ゲノム異常の蓄積による多段階発がん「腺腫－癌関連仮説」とエピゲノム異常による「鋸歯状病変経路」は、臨床的な特徴も異なっています。前者は左側（S状結腸や直腸）に多く、生活習慣病に関わる場合が、後者は大腸の右側（上行結腸や横行結腸）に発生しやすく、家族性腫瘍で発生する場合が多いです。

リンチ症候群は、最も頻度の高い遺伝性腫瘍症候群であり、大腸がんや子宮がんなど、他臓器のがんの合併を伴います。若いうちにがんに罹患することも少なくありません。

改訂アムステルダム診断基準というものがあり、血縁者の中に大腸がんや子宮がんが3人以上いる、50歳未満の若いときに罹患している方がいる、等々のいくつかの基準があります。そういった家族歴を持つ患者さんはリンチ症候群の可能性があり、適切な検診をしっかり受けることで、がんによる死亡を予防することができます。

このリンチ症候群の患者はミスマッチ修復遺伝子に変異があり、がん細胞にマイクロサテライト不安定性を持っていますので、先ほどお話ししたようにそれを検査することで、リンチ症候群であると診断することができます。

図鑑2. 血液のがん（急性白血病）

流れているがん細胞？

代表的ながんである大腸癌を、まずは見ていただきました。

今度は「癌」ではない悪性腫瘍、すなわち「非」上皮性の悪性腫瘍を二つ続けて紹介していきたいと思います。まず最初は、血液の悪性腫瘍からです。

血液と血管

血液は、全身に張り巡らされた血管の中を流れています。心臓から出たばかりの動脈は大動脈といい、直径が2㎝程度あります。そして、酸素を全身のすみずみまで提供するためにどんどん分岐していき、毛細血管というレベルになると、径が8～12μmほどになります。赤血球の大きさが8μmほどですから、赤血球1個がやっと通れるくらいの太さですね。

そして、毛細血管は互いに集まりながら静脈となって再び心臓に帰ってくるわけですが、血管の長さ

核を持たない細胞

♦赤血球

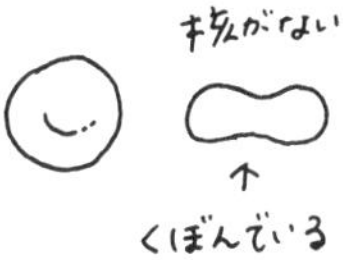
核がない！
くぼんでいる

♦血小板

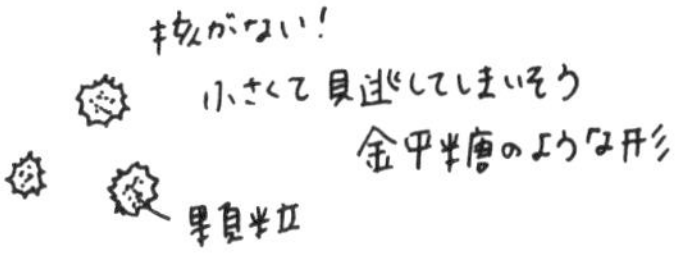
核がない！
小さくて見逃してしまいそう
金平糖のような形
顆粒

は実に10万kmといわれています。地球を2周半する長さであるとのこと！　まさにミクロ宇宙です！

さて、血管の中を絶えず流れる血液の細胞が悪性化すると、どんなふうに呼ばれるのでしょうか。血液がんと一般的に表記される場合がありますが、正式名称は「白血病」といいます。白い血ってなんだか恐ろしいネーミングですが、なぜこんな名前がついたのでしょうか。

血液には、赤血球・白血球・血小板という三つに大別される細胞が含まれます。いずれも、骨の中にある骨髄と呼ばれる臓器で毎日作られていますが、役割は大きく異なります。簡単に説明すると、赤血球は酸素を運び、白血球は病原菌をやっつけ、血小板には止血の役目があります。小学校でも少し習うかもしれませんね。

さて、この三つの細胞の中で、核を持たない細胞が二つ。赤血球と血小板です。これらはいずれも骨髄の中で作られていく工程の最後に、核を捨てていきます。赤血球は真ん中の凹んだ部分から核を脱ぎ捨て（脱核）、血小板は骨髄巨核球というお母さん細胞の細胞質がちぎれてできたものなので、核を持たないのです。

白血球の種類

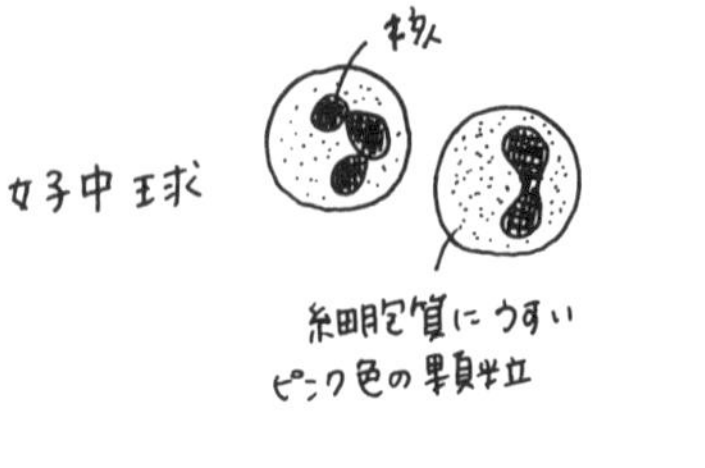
好中球
核
細胞質にうすい
ピンク色の顆粒

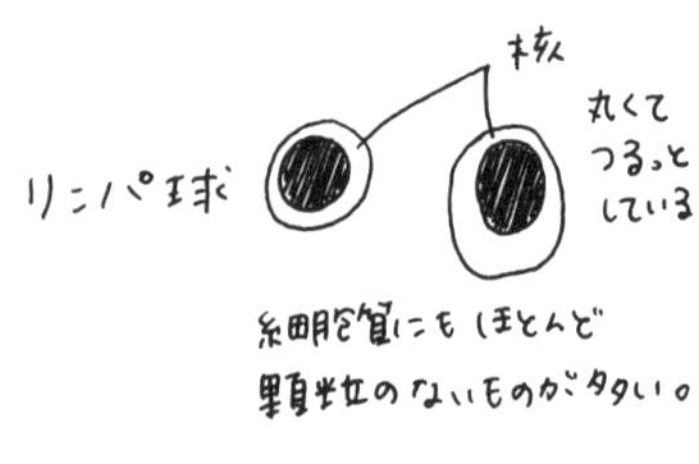
リンパ球
核
丸くて
つるっと
している
細胞質にもほとんど
顆粒のないものが多い。

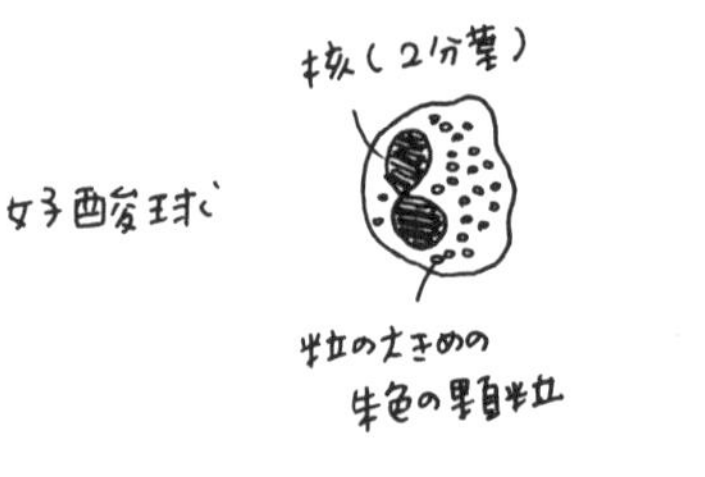
好酸球
核(2分葉)
粒の大きめの
朱色の顆粒

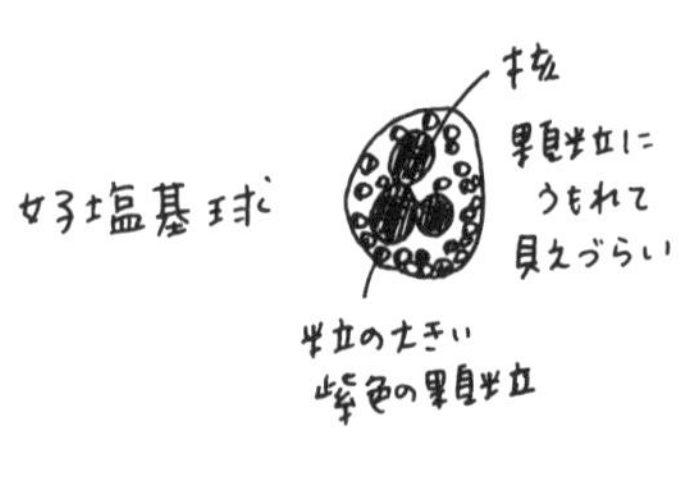
好塩基球
核
顆粒に
うもれて
見えづらい
粒の大きい
紫色の顆粒

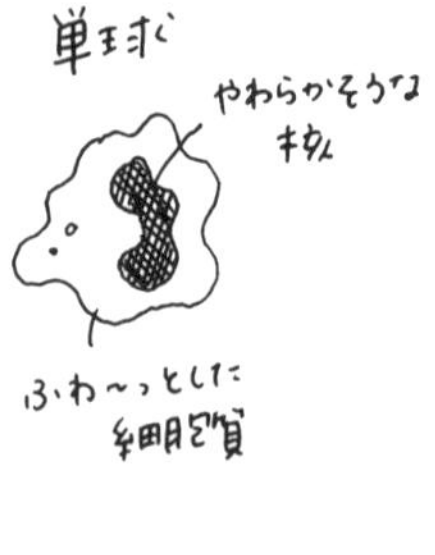
単球
やわらかそうな
核
ふわ〜っとした
細胞質

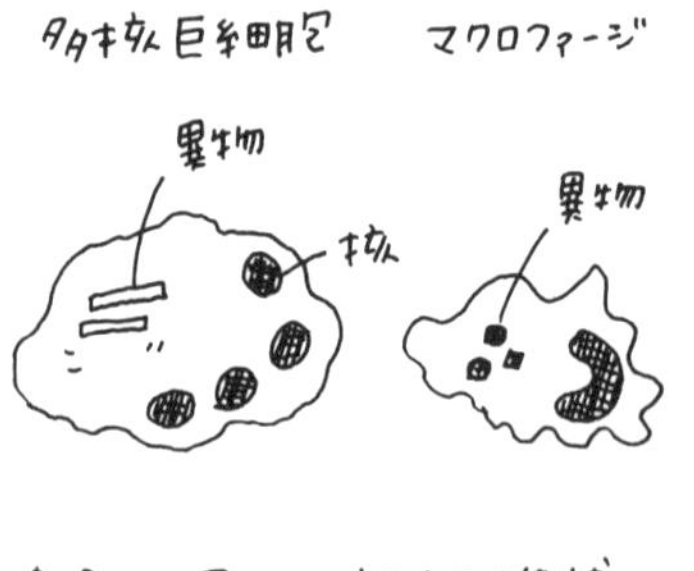
多核巨細胞　マクロファージ
異物
核
異物

血液の中で流れている時は、
"単球" 血管の外に出て、
おそうじ細胞となると マクロファージetc.
名前を変える

貪食する異物の大きさや性状、
その時の状況にあわせて 自在に形を
変えられる。多核巨細胞は、
マクロファージが合体したもの

一方、白血球は核を持っています。実は白血球といってもたくさんの種類があり、それぞれ違う細胞の特徴と機能を有しています。白血球には好中球、好酸球、好塩基球、単球、リンパ球の5種類が主にあります。

白血病細胞はどこにいるの?

血液の細胞の話でも1冊の本が書けてしまうくらい、いろいろなことがありますが、そろそろ白血病の話に入っていきましょう。白血病は、主に白血球ががん化した悪性腫瘍です。だから、「白」血病なのです。

初期の頃は、白血病細胞は骨髄の中にいます。骨髄の中でどんどん無秩序に増殖していくと、ついには骨髄のバリアを越えて、末梢の血液の中に流れ出します。

白血病細胞が骨髄の中で大量に増殖すると、どうなるのでしょうか。先ほど、プチ病理学講義で「分化」という言葉を説明しましたが、骨髄の中では、どんな血液細胞にもなれる造血幹細胞があり、この細胞から赤血球、白血球、血小板へと分化していきます。成熟していくということです。

白血病細胞は未熟な細胞、つまり成熟がストップしてしまった細胞なのです。白血病細胞が増殖すると、それ以外の正常な細胞たちの成熟にも支障が生じます。これを

白血球（好中球）の成熟過程

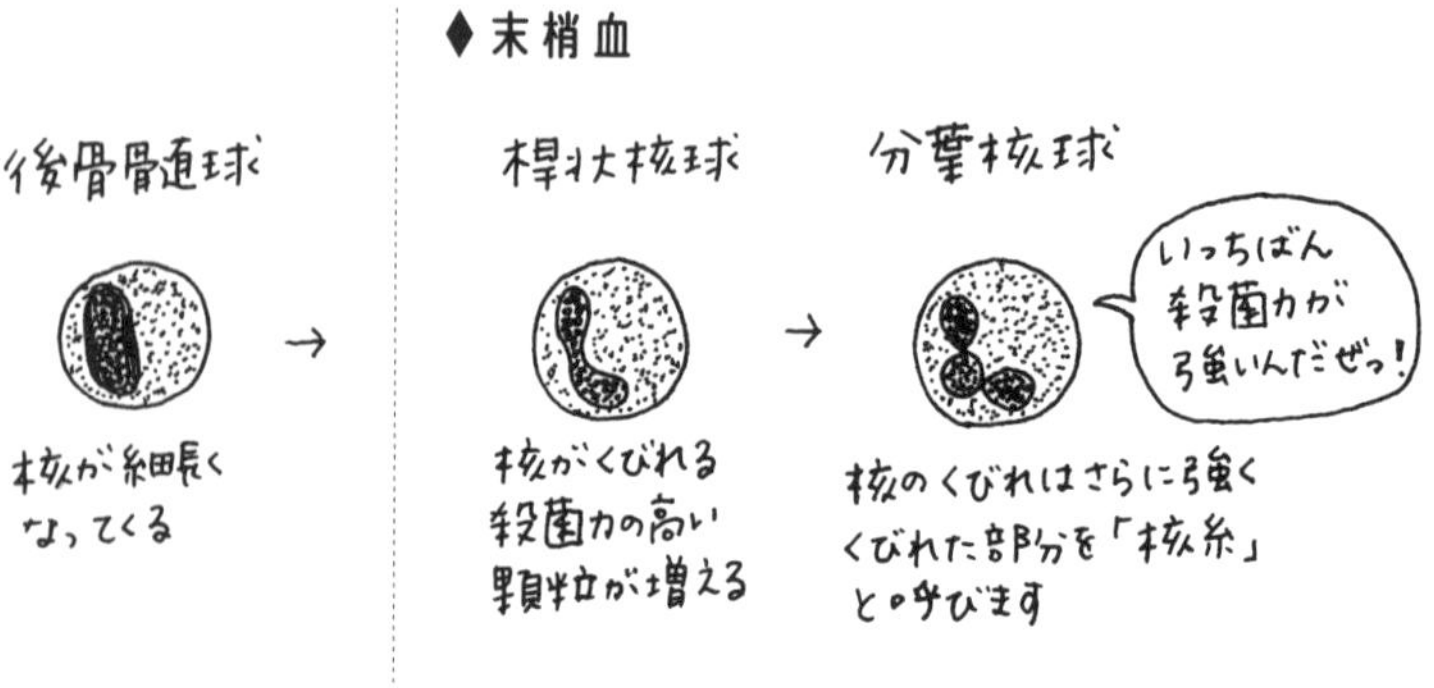
♦末梢血
後骨髄球
核が細長くなってくる
桿状核球
核がくびれる
殺菌力の高い
顆粒が増える
分葉核球
いっちばん
殺菌力が
強いんだぜっ！
核のくびれはさらに強く
くびれた部分を「核糸」
と呼びます

造血障害と呼びますが、正常な細胞が作られなくなるのです。

白血病の初期では、まず造血障害に起因する症状が出てきます。赤血球が作られなくなると貧血に、白血球が減少すると病原菌に感染しやすくなり、血小板が産生されないと出血しやすくなります。

そして、血小板が減少するとすぐに痣ができたり、歯ぐきから出血したりというような症状が出ます。眼底出血や脳出血をきたして、命に危険を及ぼすこともあるのです。

白血病が進行すると、白血病細胞が末梢血にあふれ出て、採血した血液中にも白血病細胞を確認できるようになります。ちなみに、白血病細胞は細胞の増殖がとても速く、数日で一気に進行してしまうことも少なくありません。

また、がんが一般に高齢者に多いのに比較して、白血病は小さいお子さんからお年寄りまで実に様々な年齢で突然発症することも特徴です。

白血球(好中球)の成熟過程

◆骨髄

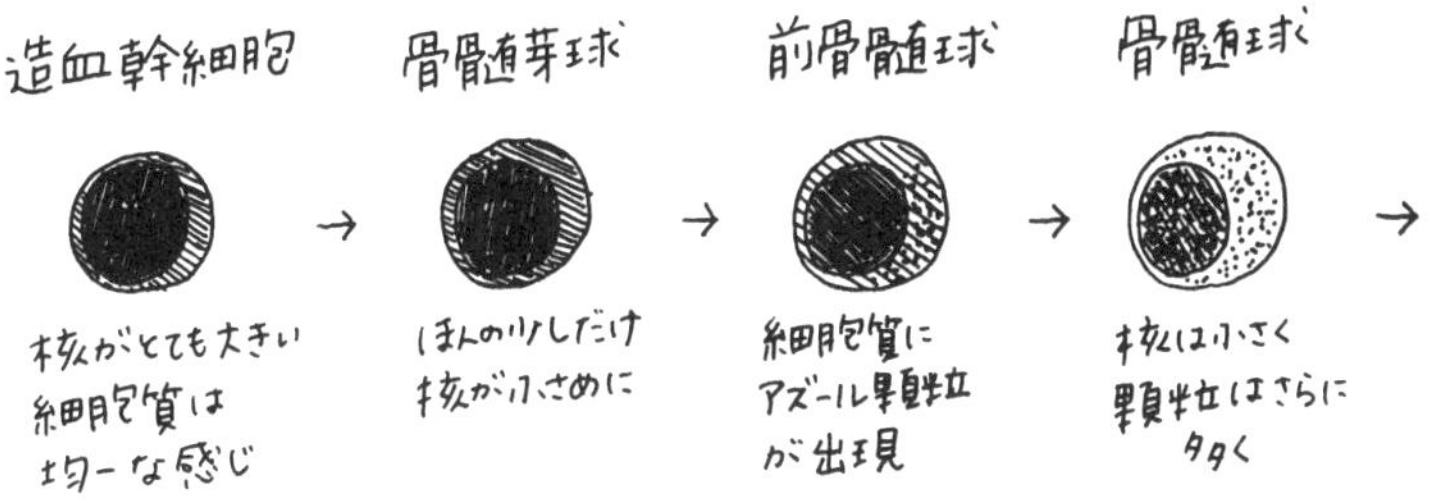
造血幹細胞
骨髄芽球
前骨髄球
骨髄球
核がとても大きい
細胞質は
均一な感じ
ほんの少しだけ
核が小さめに
細胞質に
アズール顆粒
が出現
核は小さく
顆粒はさらに
多く

急性か慢性か?

白血病には、急性白血病と慢性白血病があります。今までお話ししたのは、「急性白血病」という病気です。どう違うのでしょうか。

急性白血病では、未熟な段階の細胞がそれ以上成熟できなくなり、かつ無秩序に増殖する状態になります。

白血球の中の好中球を例にとりますが、好中球には造血幹細胞のあとに、骨髄芽球《こつずいがきゅう》→前骨髄球《ぜんこつずいきゅう》→骨髄球《こつずいきゅう》→後骨髄球《こうこつずいきゅう》→桿状核球《かんじょうかくきゅう》→分葉核球《ぶんようかくきゅう》という段階を経て成熟します。好中球の中で最も成熟した状態が分葉核球であり、分葉核球の寿命はだいたい24時間前後といわれています。後骨髄球までは骨髄に留まっていて、桿状核球になった段階で末梢血に放出されます。

急性白血病になると、骨髄芽球や前骨髄球の段階で成熟がストップし、それ以上分化できなくなります。そして、骨髄の中で異常な骨髄芽球や前骨髄球がどんどん増えていくとい

急性白血病と慢性(骨髄性)白血病の違い

◆急性白血病　　◆慢性骨髄性白血病

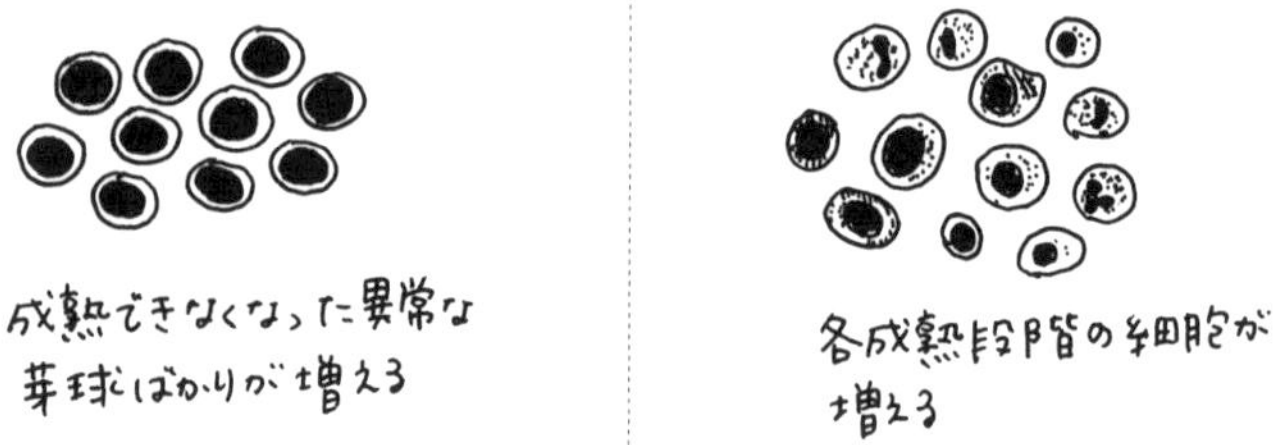
成熟できなくなった異常な芽球ばかりが増える
各成熟段階の細胞が増える

う状態になります。

一方、慢性白血病には慢性骨髄性白血病と慢性リンパ性白血病があります。しかし、後者は特殊な病気なので、慢性骨髄性白血病のみ取り上げます。

慢性骨髄性白血病は骨髄増殖性疾患といって、分化や成熟する機能は保たれますが、増殖のストップがかからなくなった病態です。造血幹細胞レベルで、その異常が生じます。

特に初期の段階では、分化や成熟に問題はないのですが、とにかく血球が作られすぎるのです。白血球は通常末梢血で、4000—9000個/mℓくらいですが、それが何十万にも増えてしまったりします。細胞が増えすぎると、血管の中で詰まったり、いろいろな障害が出てしまいます。

また、この病態を放っておくと、ついには分化や成熟にも異常が生じ、急性転化をきたします。これは急性白血病と同じような状態になることですが、この段階に入ってしまうと、治療が非常に困難になります。

慢性骨髄性白血病は、フィラデルフィア（Ph）染色体という異常な染色体が生じる遺伝子異常が病気の原因であることがわかっていますが、なぜこのような遺伝子異常が生じるかはわかっていません。慢性骨髄性白血病に限らず、様々ながんにおいて、その原因となる遺伝子の異常がわかっていますが、それがなぜ起こるのかということに関しては、ほとんどのがんでまだ解明されていないのです。

細胞の老化により遺伝子のエラーが蓄積されることはわかっていますが、そのメカニズムは詳しくわかっていないため、根本的にがんを予防するというのは難しいのが現状です。だからこそ、早期発見が大事なんですね。

さて、このフィラデルフィア染色体によりチロシンキナーゼという酵素が異常に活性化すると、細胞が著しく増殖します。現在では、この酵素の働きを特異的に抑える分子標的治療薬が次々と開発されています。

その先駆けとなり、慢性骨髄性白血病の治療を大きく進歩させたのが、イマチニブ（商品名：グリベック）という薬です。この薬は、2001年に慢性骨髄性白血病の治療薬として日本国内での製造販売承認が取得されました。最初に診断された段階で服用することで、慢性骨髄性白血病の患者さんの予後は著しくよくなりました。イマチニブに続いて現在は、様々な分子標的治療薬が登場しています。

正常の骨髄と白血病の診断

さて、白血病の検査は、どのように行われるのでしょうか。

白血病に限らず血液疾患の検査では、骨髄の状態を直接観察することがいちばんです。腰の骨に針を刺し、そこから骨髄液を吸引し、直接ガラススライドに塗布して「骨髄像標本」を作製します。細胞診標本と似たような標本作製法です。骨髄液は、骨髄像標本の作製以外に、遺伝子や染色体検査用にも採取されます。骨髄像標本で、細胞の形態を観察する診断を行い、遺伝子や染色体検査の結果と照らし合わせて最終診断をしていくのが、今の血液疾患の診断の流れです。

骨髄の中には、赤血球、白血球、血小板の3種類の細胞の各成熟段階の細胞がたくさん含まれています。骨髄像検査では、「これは、この細胞」「あれは、この細胞」と分類しながら、500個の細胞を数えます。血液検査担当の臨床検査技師さんも一緒に数えてくれるので、数人のカウント結果の平均値を取って診断を書いています。

前述のように好中球だけで7段階の成熟段階があり、3種類の細胞を数えるといっ

骨髄の密度と年齢

◆生まれたばかりの赤ちゃん

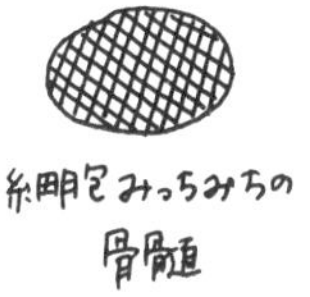
細胞みっちみちの
骨髄

◆成人

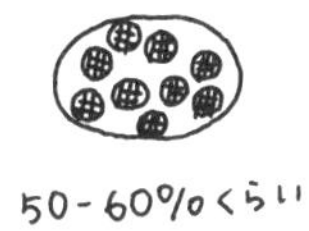
50-60%くらい

◆80歳くらいの高齢者

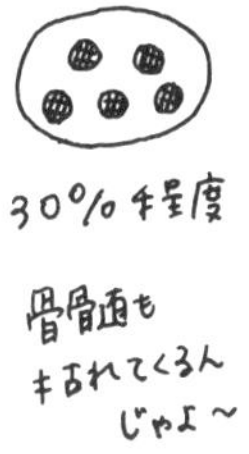
30%程度
骨髄も
枯れてくるん
じゃよ~

ても、成熟段階によって違う細胞としてカウントすると、だいたい20種類近くの細胞に分類することになります。

造血幹細胞は、ガラススライド上で見つけることは極めて困難なほど少ないといわれており、通常、観察できる最も未熟な細胞は芽球《がきゅう》です。正常では全体の2%程度を上限としていますが、急性白血病になったり、それに近い状態になると、芽球の数が増えていきます。芽球が20%以上になる、というのが急性白血病の診断基準になります。

骨髄は、年齢によって細胞密度が異なります。生まれたばかりの赤ちゃんは細胞だらけで、面積でいうと100%近くが細胞で占められます。一方、80歳くらいの高齢者になると、健康な方でも細胞密度は30%程度となり、残りは脂肪細胞に置換されていきます。ですから、年齢を考えて診断することも大切です。

一般的に急性白血病の場合は、著しく細胞が増え、そのほとんどが芽球になります。

一方、ほとんど細胞がなくなってしまい、脂肪細胞ばかりになった骨髄を「脂肪髄」といったりしますが、このように全く細胞が作られなくなってしまう病気を、再生不良性貧血といいます。

それでは、白血病細胞を見ていきましょう。急性白血病は、急性骨髄性白血病と急性リンパ性白血病に大別され、さらにいろいろな種類の急性白血病に細かく分類されます。形態や遺伝子異常が異なった実に多くの種類の白血病があり、それぞれ治療法や予後が変わってきます。

急性前骨髄球性白血病

急性骨髄性白血病の中でも、ちょっと変わり種の白血病「急性前骨髄球性白血病（APL）」を紹介します。

これは、先ほど好中球の成熟段階の図をお見せしましたが、その中でも前骨髄球の段階で成熟がストップしてしまい、異常な前骨髄球が増殖するタイプの白血病です。正常な前骨髄球の細胞質にあるアズール顆粒という顆粒が変性して、針状の結晶のよ

APL細胞の形

◆正常の前骨髄球

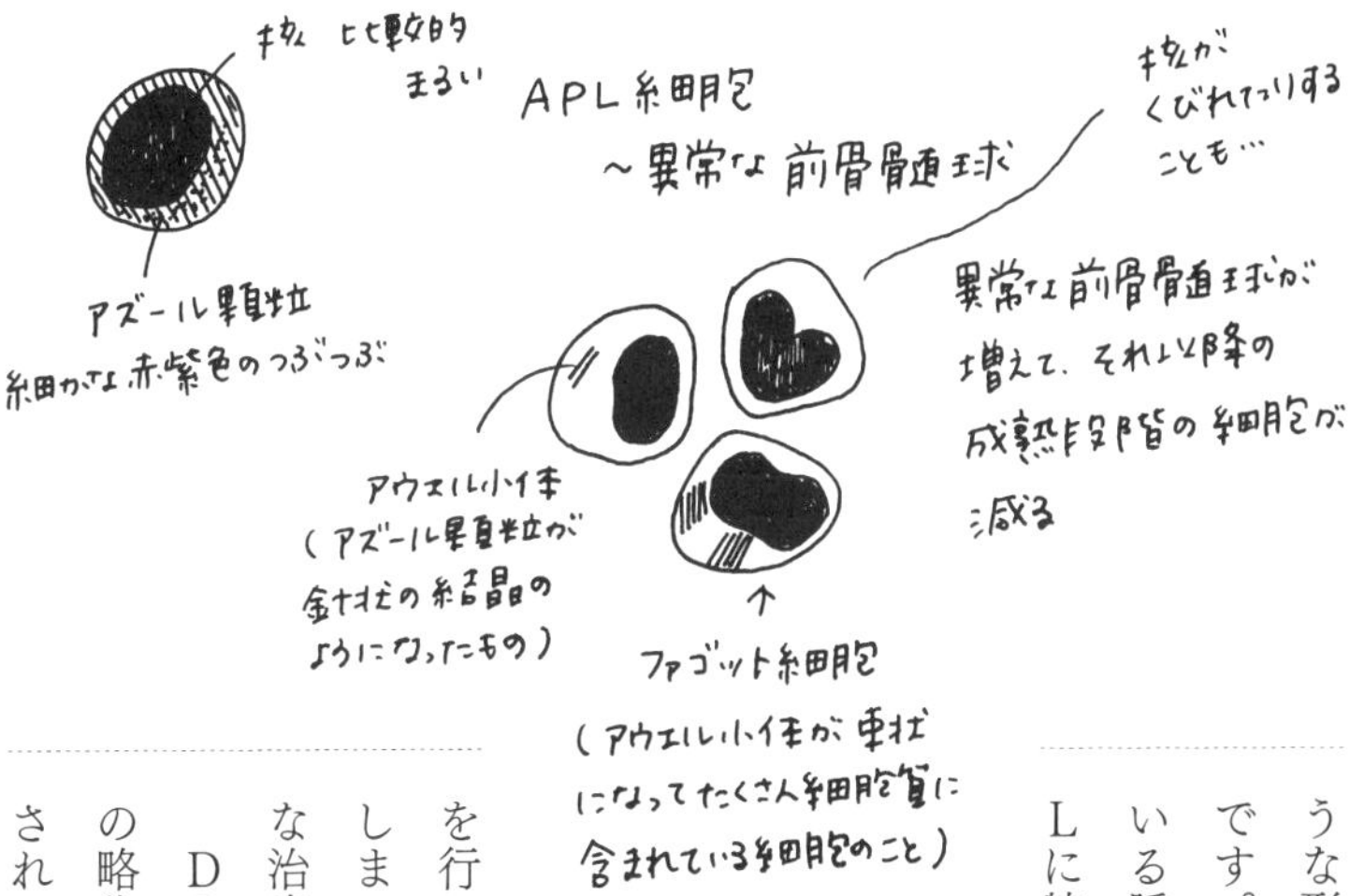
核 比較的まるい
アズール顆粒
細かな赤紫色のつぶつぶ
APL細胞
〜異常な前骨髄球
核がくびれたりすることも…
異常な前骨髄球が増えて、それ以降の成熟段階の細胞が減る
アウエル小体
（アズール顆粒が針状の結晶のようになったもの）
ファゴット細胞
（アウエル小体が束状になってたくさん細胞質に含まれている細胞のこと）

うな形になったアウエル小体が見られることが特徴です。特に、そのアウエル小体を束状に複数有している腫瘍細胞は「ファゴット細胞」と呼ばれ、APLに特徴的です。

APLはDICという病態を併発し、治療が遅れると致死的な脳出血等をきたしやすいため、早急に治療を開始しなければなりません。この白血病だけ唯一、通常の抗がん剤ではなく、ビタミンA誘導体を用いた分化誘導療法という治療法を行います。前骨髄球の段階で成熟がストップしてしまったがん細胞をなんとか成熟させる、ユニークな治療法です。

DICは、播種性《はしゅせい》血管内《けっかんない》凝固《ぎょうこ》症候群《しょうこうぐん》という病態の略称です。様々な病気が原因でDICが引き起こされるのですが、血管の中で血液が凝固したり、あるいは逆に出血しやすくなったり、血液の凝固機能に著しい異常を起こす病態です。毛細血管レベルの小さな血管に血栓がたくさんできてしまい、今度はそれを溶かそうと、血液を固まりづらくする線溶系というメカニズムが亢進して出血が止まらなくなってしまったり、というような両極端の状態が全身の血管で過剰に引き起こされます。

ＡＰＬは、そのＤＩＣを高頻度に起こしやすいのです。さらに、ＡＰＬが原因のＤＩＣは血栓ができるよりも出血しやすいタイプのＤＩＣになり、脳出血など、命をおびやかす重症の出血をきたしやすいのです。

ＡＰＬは昔は白血病の中でも治療の難しい病気だったのですが、分化誘導療法という画期的な治療法が登場して、治療しやすい白血病になりました。

急性リンパ性白血病

それでは、次に急性リンパ性白血病（ＡＬＬ）を紹介します。先ほどのＡＰＬとかなり細胞の形は異なります。急性リンパ性白血病ですから、白血病細胞はリンパ球に形態が似ています。つるんとした、比較的丸い核を持った細胞がモノトーンにたくさん増えます。細胞質に比べて核がすごく大きく、細胞質には顆粒みたいなものが一切見られないのも特徴です。

白血球の一つであるリンパ球ががん化した場合、「〇〇リンパ性白血病」と呼ばれる疾患と「〇〇リンパ腫」と呼ばれる疾患があります。「リンパ性白血病」と「リンパ腫」、どうして名前が違うのでしょうか。

この違いは、腫瘍細胞が主にどこにいるかによります。腫瘍化したリンパ球が骨髄あるいは末梢血にいる場合、つまり腫瘍細胞が流れている状態である場合を白血病、リンパ節などに腫瘍化したリンパ球が留まり、そこで塊をなして増えているような場合をリンパ腫といいます。

急性リンパ性白血病細胞の形

◆正常のリンパ球

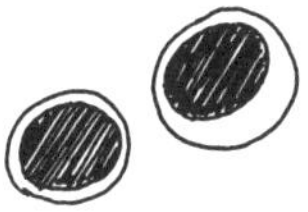

◆急性リンパ性白血病(ALL)の腫瘍細胞

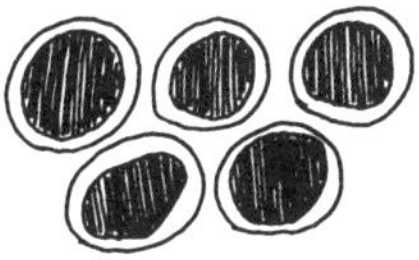

正常とあまり変わらないシェーマに…(汗)
骨髄の中がこの細胞ばかりで
占められます…(イメージして下さい)

◆成人T細胞性白血病(ATL)の腫瘍細胞

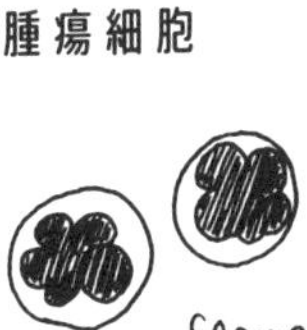

flower cellと
呼ばれるように花びら
のような形の核が特徴的

リンパ球は、Bリンパ球とTリンパ球が主にありますが、いずれも最も未熟なときは骨髄に存在します。ある程度成熟するとBリンパ球は全身に分布するリンパ節に、Tリンパ球は胸腺という臓器に移動して、そこで成熟していきます。どの成熟段階で腫瘍化するかによって、末梢血に流れやすい腫瘍細胞と、リンパ節に留まって増殖しやすい腫瘍細胞が出てきます。

流れやすいものとしては、ALLが代表的ですが、それ以外にHTLV-1というウイルスが原因で起こる成人T細胞性白血病（ATL）などがあります。リンパ節に留まる腫瘍で代表的なものは、びまん性大細胞型B細胞リンパ腫や濾胞性《ろほうせい》リンパ腫など、いろいろあります。ちなみにリンパ節に留まっていた腫瘍細胞が進行して、ときに末梢血に流れてしまうことがありますが、この場合を「リンパ腫の白血化」と呼びます。

慢性骨髄性白血病

最後に、慢性骨髄性白血病を紹介します。

急性と同様に骨髄の中は細胞だらけという状態ですが、急性白血病と異なる点は、未熟な細胞だけが増えているということはなく、各成熟段階の細胞が存在するということです。特に白血球の増加が目立つのですが、血小板のお母さん細胞である骨髄巨核球も増えることが多いです。それから、好酸球や好塩基球が増えることも特徴です。

先ほど紹介したイマチニブという分子標的治療薬を用いると、細胞の過剰な増殖が抑えられ、一気に細胞の数が減ります。

図鑑3.
脳のがん（悪性膠腫）

原発か転移か

「非」上皮性の悪性腫瘍として、ここでは脳のがんを紹介します。

脳腫瘍とは、脳の細胞や脳を包む膜から発生する腫瘍ですが、そのうち悪性腫瘍が「脳のがん」ということになります。脳腫瘍の発生頻度は、良性も悪性も含めて日本では年間2万人くらいで、ほかの臓器のがんに比べると、頻度は少ないといえます。

脳は、ご存じのように全身の司令塔。脳の各部位に、それぞれ運動や感覚、認知機能および生命維持を司る大切な神経が存在しています。脳はやわらかい繊細な臓器なので、硬い頭蓋骨に覆われています。

腫瘍が発生すると、様々な症状が現れます。症状は二つの理由で出現します。一つは、発生した部位の脳神経を障害することで発生するもの、もう一つは腫瘍が大きくなり頭蓋内圧が高まることによって起きる症状です。

脳腫瘍は、脳のあらゆる部位に発生する可能性があり、発生部位によって症状も異なります。運動神経麻痺や意識障害など、脳に何か異常があるのでは？　とわかりやすい症状もありますが、めまいや物忘れ、性格の変化など、わかりにくい症状もあり、実に多様です。

　腫瘍が大きくなると脳のむくみが生じ、脳全体が腫れてしまうことがあります。頭蓋骨に覆われた狭い頭蓋内ですので、脳が腫れると脳自体に強い圧力がかかり、とても危険です。

　最初は頭痛や吐き気などの症状が認められ、次第に意識障害に進んでいきます。頭蓋内圧は健常者においても多少の変動があり、夜間睡眠中に若干高くなるので、頭蓋内圧が亢進したことによる頭痛は、起床時がいちばん強いことが多いです。肩こりなどで起こる筋緊張性頭痛とタイミングが異なるため、それらのサインがあれば、早めに専門医を受診するとよいと思います。

　さて、脳腫瘍は近年、遺伝子レベルでの研究が進んでおり、ＷＨＯ分類も改定されています。脳腫瘍も実に様々な種類があります。良性腫瘍では、脳を包む膜から発生する髄膜腫《ずいまくしゅ》という腫瘍の頻度が高いのですが、ここでは最も頻度の高い悪性腫瘍である悪性膠腫《あくせいこうしゅ》について紹介しましょう。

正常脳組織

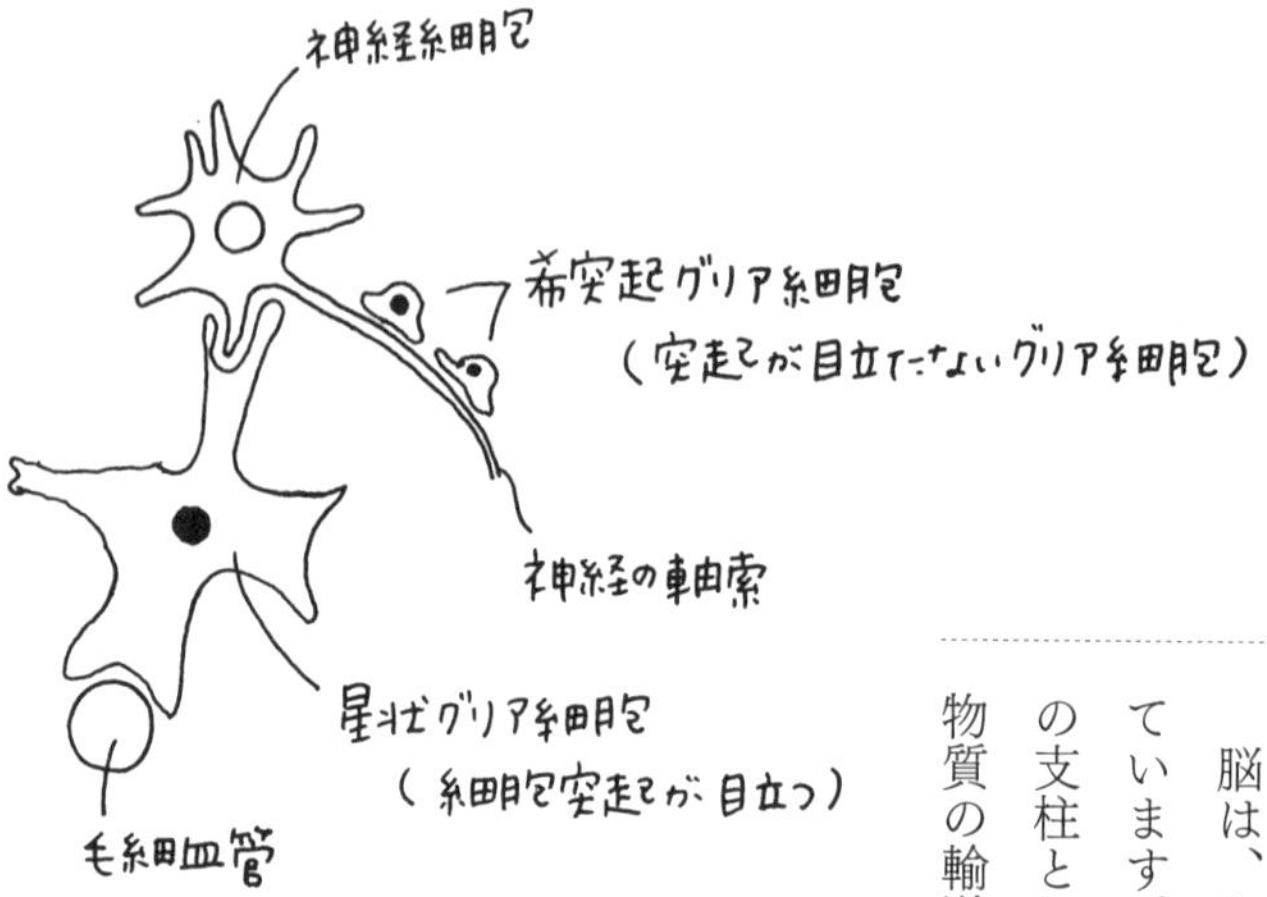

どの細胞が、がん化するの？

脳は、主に脳神経細胞とグリア細胞という細胞から構成されています。グリア細胞は、神経細胞と神経細胞の間を埋め、脳の支柱として存在しているだけではなく、水分やイオンなどの物質の輸送をはじめ、神経細胞を保護する役目を有しています。

グリア細胞にもいくつか種類がありますが、細胞質が神経細胞と同様にとがっているもの（星状グリア細胞）と、神経細胞の軸索《じくさく》にぐるりと巻きつく細胞の突起が目立たないもの（希突起グリア細胞）に大別されます。膠腫は、グリア細胞が腫瘍化したもので、これが悪性になったものを悪性膠腫と呼びます。

脳腫瘍は、悪性度の高さがＧｒａｄｅによって分類されています。４段階評価で、ＧｒａｄｅⅠが良性、ＧｒａｄｅⅣが最も悪性度の高い腫瘍であり、ＧｒａｄｅⅢ以上を悪性と呼ぶことが多いです。悪性膠腫のＧｒａｄｅⅣの腫瘍は、膠芽腫《こうがしゅ》と呼ばれ、非常に予後不良（治療後の経過あるいは予後がよくないこと）の悪性腫瘍です。

原発か転移か？

脳腫瘍を診断する際、常に念頭に置いておくことがあります。それは、その脳腫瘍が、原発であるのか転移であるのか、ということです。

原発性の脳腫瘍というのは、先ほど説明をしたように脳の細胞や脳を覆う膜など、脳を構成する細胞が腫瘍化したものをいいます。一方、転移性の脳腫瘍は、ほかの臓器で発生した悪性腫瘍が脳に転移をきたしたものをいいます。特に肺がんは、脳に転移をきたしやすい腫瘍です。

ここで再び、若手病理医に登場してもらいましょう。かりんちゃんとながせくんです。二人とも素直でやる気があり、非常に優秀。伸び盛りの二人の姿は、眩しいほどです。

かりんちゃんは、病理診断のセンス抜群。感動すると柴犬のような目をするかわいい後輩です。そして、ながせくん。今まで入局してくれた後輩たちは全員女子だったのですが、待望の初男子。論理的かつ合理的な思考プロセスの持ち主で、センスだけで突っ走りがちだった女子だらけの病理診断科（私の上司のまつもと先生を除く）に新たな風を巻き起こしてくれています。

朝、電子カルテを眺めながら、眉間にしわを寄せるかりんちゃん。朝は、その日の術中迅速病理診断など、1日のスケジュールを確認することが多いのです。

今日、脳腫瘍のゲフリール（術中迅速病理診断）の予約が入っていますね。脳腫瘍、全然わからないんだよなぁ、難しそう……。

かりんちゃん、脳腫瘍のゲフリールに臨む上で大切なことが三つあるんだよ。年齢と画像所見と腫瘍の局在。

そうなんですか！（柴犬の目）

そうなんです（笑）。年齢によって罹患しやすい脳腫瘍は決まっているの。脳のどこにできているのか、どんな形なのか等々、画像所見をゲフリールの前に確認して予習しておくとよいよ。ある程度、疾患を特定できるから。

わかりました！　と思ったら、すでにながせくんが電子カルテで確認してる。

相変わらず抜かりないなぁ、ながせくん。

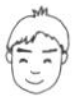
えへへ。患者さんは70歳の男性で、3年前に肺癌の手術をされています。画像所見からは、膠芽腫か転移性の脳腫瘍（肺癌の脳転移）、どちらかが疑わしいようです。画像では、前頭葉にリング状に造影される腫瘍がありますね。医学部のときも画像では、膠芽腫と転移性の脳腫瘍の鑑別は難しいって習いましたね。

そうだね。その患者さん、うちで肺癌の手術をしているなら、その病理診断は確認しておこう。癌の組織型、そして、その癌が静脈に入っているかどうか、つまり脳に転移する可能性のある肺癌であるかを確認しておいてね。肺癌は、あらゆる癌の中で最も脳転移をきたしやすいがんだよ。

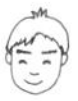
はーい！（素直な二人）

そして、3時間後「脳腫瘍のゲフリール、お願いします！」病理検査技師のあおきさんが声をかけてくれました。あおきさんは、日本で50人ほどしかいない1級認定病理検査技師。病理検査の標本作製についての知識も経験も手技も、まさに一級。あおきさんが数㎜の極小検体を大切に扱いながら、素晴らしく美しい凍結組織標本を作製してくれました。そのおかげで、診断は比較的容易。

膠腫の診断基準

3：内皮細胞の腫大した血管増生

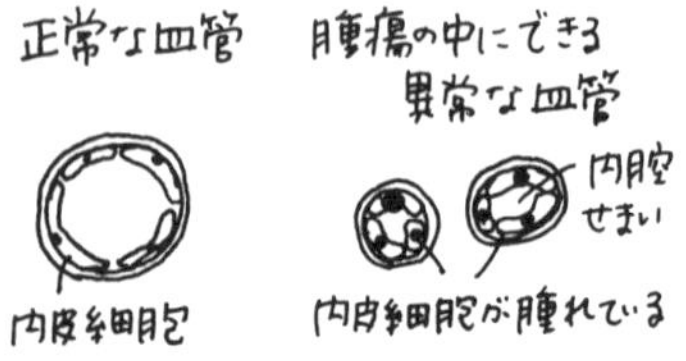
正常な血管
腫瘍の中にできる
異常な血管
内腔
せまい
内皮細胞
内皮細胞が腫れている

4：壊死

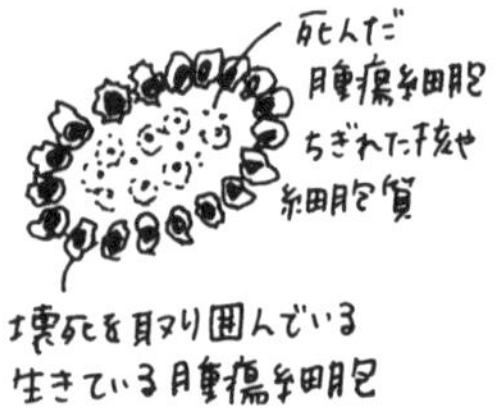
死んだ
腫瘍細胞
ちぎれた核や
細胞質
壊死を取り囲んでいる
生きている腫瘍細胞

どうやら、肺癌の転移ではなさそうです。肺癌の転移の場合は、肺癌と同じ形の癌細胞が脳にも認められます。転移かどうかを確認する場合は、脳腫瘍に限らず、必ずもともとの原発の癌の形態を確認し、それと比較することがとても大切です。

今回の脳腫瘍は、この患者さんの肺癌と形が異なりました。そうなると、脳に新たにできた腫瘍、膠腫を考える必要があります。

膠腫の診断基準

膠腫を診断するときは、前述のように、どのくらい悪性度が高いか、ということを正確に診断する必要があります。ここでも「異型」が大事なキーポイントになってきます。

膠腫の診断では、四つの診断基準を確認することが必要です。①核の異型　②核分裂像　③内皮《ないひ》細胞の腫大した血管の増生　④壊死の四つです。ちょっと難しいですね。

①の異型は大丈夫そう。正常からどれだけ逸脱しているか、

膠腫の診断基準

◆正常グリア細胞

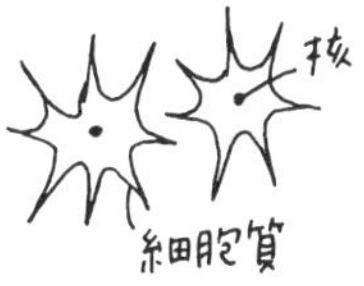

1：核の異型

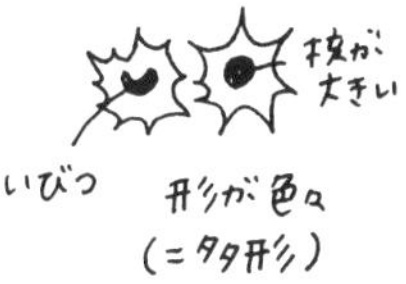

2：核分裂像

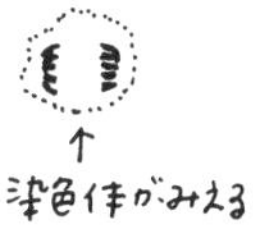

ということでしたね。逸脱していればいるほど異型が強く、悪性度が高くなります。

②の核分裂像。増殖するスピードが速い悪性度の高い腫瘍は、さかんに核分裂をきたすので、顕微鏡で容易に観察できるようになります。

③の「内皮細胞」とは、血管の内側を覆っている細胞のこと。悪性度が高くなると、腫瘍細胞自身に栄養を運ぶ異常な血管が増えます。異常な血管は、内皮細胞が腫れていて、血管内腔を埋め尽くすような形態を示していたりします。

最後に④の「壊死」。悪性の細胞は、増殖のスピードも速いですが簡単に死んでしまいます。壊死が目立つ腫瘍は脳腫瘍に限らず、一般的に悪性の場合が多いです。

なお、四つの診断基準のうち①と②は必須で、③あるいは④が確認された場合、膠芽腫の診断になります。

あおきさんが美しく作ってくれた凍結標本を観察すると、四つの特徴すべてを満たす腫瘍でした。「悪性膠腫、膠芽腫の可能性あり」の診断をくだし、無事ゲフリールが終了しました。

凍結標本は、ゲフリールが終了すると、一度溶かしてホルマリン固定をし、永久標本を作製します。ホルマリン固定をすると、凍結標本よりもさらに細胞観察に優れた美しいガラススライド標本を作製できますので、これで凍結標本による術中迅速診断が妥当な診断であったかを、あとから再確認します。

ただ、一度凍結した標本は生の状態ですぐにホルマリン固定した材料に比べて、質は劣ってしまいます。凍結すると細胞は全体に収縮してしまい、元に戻ることがないからです。よって、脳外科医の先生には、ゲフリール用の腫瘍サンプル以外に、最初からホルマリン固定標本や、それ以外の遺伝子検査用のサンプルを別に採取していただいています。私たちはそれを用いて、遺伝子検査等、詳細な腫瘍の性質を検討する検査を追加していきます。

最近の脳腫瘍の病理診断

最近、脳腫瘍における遺伝子異常がどんどん解明されており、形態的な診断に加え、遺伝子検査の結果を合わせて診断することが必須となってきています。逆に遺伝子検査ができない施設では、暫定的な病理診断しかくだせない、というような状況にもなってきているということです。

ただ、病理医が一人しかいない、というような日本の病理診断をめぐる状況の中、すべての病院が同じように高額な機器や試薬を揃えて遺伝子検査まで行うということは、無理があります。これらの状況に対応するように、近年は診断の中央化が進んできています。大学の本院やがんセンターなどの大きな施設に症例を集めて診断を行う、という流れです。

たしかに、そのほうが診断の精度管理上もあるいは研究を進めていく上でも好都合な面もあります。脳腫瘍は、ほかのがんに比較してそれほど症例数が多いわけではなく、それでいて病理診断は遺伝子異常を加味したものになってきているため、診断が複雑、難解になっています。脳腫瘍の病理診断に慣れた専門の病理医が診断したほうが診断の精度が高まる、ということはあります。

脳腫瘍に限らず、病理診断における遺伝子検査の導入はどんどん進んでいますが、すべてのがんの診断を中央化するには、乗り越えなければならない課題がたくさんあります。

各臓器は、単独で機能しているわけではありません。先ほど診断精度は高まるかもしれないといいましたが、脳腫瘍がほかの臓器のがんの転移である可能性もありますし、脳腫瘍の診断だけを得意とした病理医がどんな症例においても優れた病理診断ができるとは限りません。

やはり、全臓器の疾患の病理診断にある程度精通していなければならないのは昔も今も、そしてこれからも変わらないと思います。私たち病理医は、医療の進歩に日々必死でついていかなければなりません。

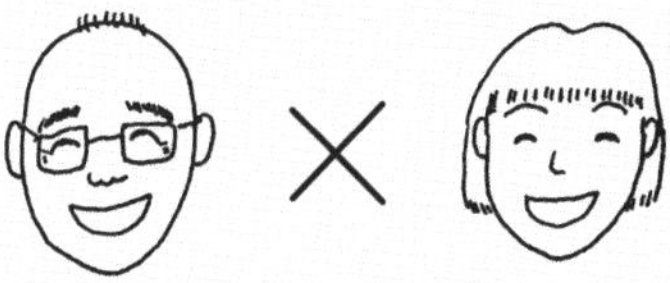

なかのぐら対談 1

〝ふわふわっとはじめて、ずるずる続ける〟研究と趣味

以前、大阪大学病理学教授の仲野徹先生とNHK Eテレの番組「又吉直樹のヘウレーカ」でご一緒する機会がありました。先生は高名な病理学者ですが、同時に成毛眞さんが主宰の書評サイト「HONZ」メンバーのおひとりで、ものすごい読書家です。

以前からユニークな先生がいらっしゃるな、とひそかに注目しておりました。番組でご一緒したら、とっても「おもろい」先生でしたので、強引に対談を申し込んだのでした。

私は、病理医として普段から患者さんの病気の診断に携わっています。一方で、仲野先生は生粋の生命科学の研究者。患者さんの病理診断はされず、研究一筋でお仕事されています。

同じ病理学を専門としている医師ですが、私は病院の病理検査室、仲野先生は大学の研究室が職

場、というとわかりやすいでしょうか。

前半は仲野先生の研究（プラスαが多いですが）を、後半は医療における人工知能を中心に、いろいろとお話をしてきました。それでは気軽にお楽しみください。

ある日突然、研究者に

小倉 先生が研究者になったきっかけは、何だったのでしょうか。

仲野 気づいたら、ずるずるっと始めていたような感じですね。

3年間内科のお医者さんをやってたんですけど、一人目の師匠が助手のポスト空いているから来ないかと。そこはすごく小さな研究室で、なんか、うまいこと拾われていく感じでした。いろんな移植実験をして、古典的な生物学をしっかりとそこで学びました。

でも、1980年代も終わりになって、これは分子生物学を学ばなあかんわということで、2年間ドイツに留学しました。

小倉 なぜ、ドイツに？

仲野 アメリカとか留学先候補はほかにもあったんですけど、ヨーロッパのほうがいろいろ観光できるかなぁと思って、というノリです（笑）。

基本的に、そういう性格なんです。常に、仕事だけではなく、遊びのファクターを入れてる。その上、飽きっぽいし怠け者。だから、だいたいなんでも決めるときには不純な理由が入り込んでくる。でも、とてもいい先生で研究がすごく楽しかった。

小倉　帰国されて、本庶佑《ほんじょたすく》先生の研究室に入られたのですよね。ちなみに、本庶先生がＰＤ－１を発見したのは１９９２年ですね。先生がいらっしゃった時期と重なっていますか。

仲野　はい、ちょうどその時期です。いや、めっちゃ厳しい研究室でした。本庶先生がノーベル賞を取られたときに、いろいろ取材がありました。以前コメントしたことがあって、記者さんが「これ、使っていいですか？」って電話があったんです。「あぁええですよ、でも、どんなコメントです？」って聞いたら「本庶先生はとても厳しかった。弟子は全員１日も早く辞めたいと思っていました」と（笑）。いや、それはちょっとぎりぎりちゃいますか、お願いやから、バランスとった記事にしてくださいねって頼んだら、最後に「でも、面倒見のよい先生でした」って、とってつけたように書いてあった（笑）。

小倉　ははは。すごい研究室ですね。でも、そのときの経験が先生の今を作っているのでは？

仲野 それは間違いなくそうです。あの頃の厳しい日々を考えたら、少々のことがあっても、こんなことたいしたことないなって思えるようになりましたから。

小倉 そんなに厳しかったんですね……。

仲野 いろいろ思い出してみたんですが、本庶先生が厳しくお叱りになる、というんじゃないんです。厳しい雰囲気の研究室を本庶先生が作られたというか……。

小倉 ほぼ同じ意味じゃないですか（笑）。

仲野 そういうたらそうやけど（笑）。でも、本当に鍛えられました。今、振り返ると、いい仕事をしなければならないっていう無言のプレッシャーを全員が自らかけているような研究室でしたね。

そんな経験があるんで、研究に向いているかどうかは、結局死ぬほど研究せなわからへん、と思います。

小倉 極論ですね。でも、先生がおっしゃると迫力あるし、その通りだと思います。

引き出しは、あればあるほどいい

小倉 最近は、基礎研究医の育成に国が力を入れていて、医学部の学生のときから研究を始めることが奨励されていますが、それについてはいかがでしょう?

仲野 大きい声ではいえませんが、研究をすごくしたい子にとってはいいかと思うけど、あんまり強くすすめるのはどうかなぁという気がしてます。研究ってものすごく労働集約的なんで、時間をとられすぎる。

それに、医学部の学生のときにちょろっと研究しても、研究に向いているかどうかなんかわかりませんわ。今やっている研究と5年後、10年後にやるべき研究が違ってくる可能性も大いにあるしね。

僕は、研究原理主義みたいなところもあるから、中途半端にやるくらいやったらほかのことやったほうがええんとちゃう? って思います。

小倉 研究の厳しさを知っているからこそのご意見だと思いますが、私もそれは同感です。

学生の頃からずっと病理医になりたかったです、っていう人が病理医に向いているかどうかっていわれると、向いていないことのほうが多いというのが実感です。学生の頃は、もっといろいろなことに興味を持つことのほうが重要じゃないかと。

仲野 そうそう。あんまり最初から自分の道を決めている子を見ると、選択肢を少なくしている感じがしてもったいないと思う。まっすぐ前しか見ていなくて、横に落ちている面白いこととか目に入らないような気がします。

若い頃は、本を読んだり、旅行したり、映画を観たりせんとあきません。あと恋愛ね。傷ついたり傷つけられたりっていうのが、人間関係とはいったいどういうものかをいちばん学べるのは恋愛でしょ？

小倉 おっしゃる通りですね。では、学生さんにもいろいろ経験することをすすめられている？

仲野 はい。ただ、試験とかが厳しいから、学生にはむっちゃ嫌われてます（笑）。「しっかり勉強せえ」っていいつつ、「本も読め、映画も観ろとか、先生、無理いわんといて」っていわれます。でも、研究せえとは決していいません。

あとね、うちの医学生見ていると、パターン認識でしか勉強できない子がかなり多い。受験勉強の弊害やと思うんですけど、勉強の仕方がようわからん子がけっこういてて、これからの長い人生、そんなんで大丈夫かと思います。

小倉 自分で試行錯誤するのを面倒に思う子が多いのでは？ 効率的に勉強することばかりが優先されて、本質を見極める力が落ちているのかもしれません。脇道に逸れたりしないと、そういうのって身につかない気がします。やっぱり好奇心を育てるってことですね。

仲野　好奇心は本当に大事。自分が飽きっぽいからそう思うんかもしれんけど、だいたいどんな人でも一つのことやっていると、多かれ少なかれ飽きてくるんちゃいますかねぇ？

何より大事なのは、引き出しをいっぱい持っておくことですね。若い頃にいっぱい引き出しを作っておくべきです。そうすると、人生がおもろくなる。残念ながら、私の場合は引き出しだけがあって、空っぽいうのもいっぱいありますけど、それはそれでええかと。

小倉　空っぽだったら、これから中身がいくらでも入りますね！　先生はすごい読書家ですが、義太夫も習ったり、登山もされたり、多趣味ですよね。

仲野　義太夫はね、思想家で私的師匠の内田樹さんに「大学教授は習い事しないとダメだよぉ」っていわれたから始めたんです。教授になると、誰にも叱られなくなってしまうでしょ？　それではあかんやろう、と。義太夫の師匠、豊竹呂《とよたけろ》太夫《だゆう》師匠は本気で怒ってくれはるから、むっちゃ新鮮！

小倉　たしかにそうですよね！

私も趣味でクラシックバレエを子どもの頃からやっていたんですが、再開して10年くらいになります。バレエのレッスンの時間はすごく貴重。身体も鍛えられるし、よい音楽を聴けるし、先生はきれいだし。そんなきれいな先生が総じてドSで、「その動き変です」とか「バレエは脳トレじゃなくて芸術です」とか、きっついダメ出しもしてくれますし。基本、ドM気質なんでときめきます(笑)。

仲野 先生も義太夫始めて声出したりして、健康にもよいのでは？

そうそう、日常生活では、無邪気に大声出すこともないし。大学院生が発表のとき、「頭が真っ白になりました」って言い訳したりすると、「そんなはずないやろっ！」と頭ごなしに怒っていたんです。けど、たしかになんぼ練習しても義太夫の発表会で頭真っ白になることがある。

で、最近は「そやね、そういうこともあるよね」と、理解できるようになれたし。ほかにも学ぶことは多いし、やっぱり習い事は大事です。

小倉 ふふふ。学生に優しくなれますね。

仲野 義太夫も研究と同じで、なんとなくふわふわっと始めたんです。本当は、かっこよくサックスやろうかと思ったんです。飽きっぽい性分やのに道具から入るタイプやから、高いサックスを買ってすぐにやめたらもったいないんで、なんか道具なしで始められるもんないかなぁと。せこい話です(笑)。最初、カルチャーセンターで義太夫を始めたんですけど、おもしろくなって、個人稽古にも行ってます。

それから、この10年くらいは、できるだけ、義理で行かなあかんような知ってる人ばかりがいてる会よりも、知らない人が多いアウェイの会に行くことにしてます。10回中8回くらいはハズレで、行かなかったらよかったと思うけど、残りの2回が貴重。新しい人に出会えて意気投合したりして、世界が大きく広がることがありますからね。

こういうことを、もう少し若いときから意識してやっておけば、人生がもっと変わったものになったかもと思ったりもします。

ふわふわっとエピジェネティクスへ

小倉　さっきのお話に通じますね。好奇心を育てることで、人生の楽しみも広がりますものね。

研究の話に戻りますが、先生は無事、厳しい本庶研究室から生還して大阪大学の教授となったわけですが、エピジェネティクスの研究はどのあたりから始められたのですか。

仲野　学生時代から興味があった「血液細胞がどうできるか」についての研究をずっとしていて、エピジェネティクスの研究を始めたのは教授になってから、40歳過ぎからなんです。それも、エピジェネティクスに興味があったわけじゃなくて、生殖細胞の発生の研究を始めて、研究対象として選んだ遺伝子三つのうち二つがたまたまエピジェネティクスに関わるものやったんです。これはきっと、神様の思し召しにちがいない、と。

ですから単なるいきがかりで、エピジェネティクスの研究にはまっていっただけで、最初から思い入れがあったわけとちゃうんですわ。それがたまたまうまくいったんで、人間万事塞翁が馬、いうやつです。

小倉　なるほど。ふわふわっとエピジェネティクスへ、ですね。

エピジェネティクスって、我々臨床の現場で仕事しているとあまり総論的なことを学ぶ機会がなくて、治療とか診断に関わります、ってことで、各論がいきなり入ってきたって感じがします。だからいまひとつ本質をわかっていません。一般の方も「エピジェネティクスって何だろ？」となると思いますが、先生、エピジェネティクスってわかりやすく一言でいうと何ですか。

仲野 わかりやすく一言ではいえないんで、拙著『エピジェネティクス』(岩波新書)を読んでほしいんですけど(笑)。ちょっと正確じゃないんですけど、ざっくりいうと「遺伝子に上乗せされた情報」ですかね。今のところ、いちばんわかりやすいエピジェネティクスの説明がこれかと。

はっきりいって、エピジェネティクスはちょっと難しい。エピジェネティクスがいろいろな疾患に関与していることはわかっているけれど、厳密にどんなふうに？ っていうのは、まだまだこれからですしね。小倉さんにとっても、エピジェネティクスなんかよりも、遺伝子そのものの研究とかのほうが単純明快でしょ？

小倉 そうですね。遺伝子異常に関しては、種類が多くて頭が混乱しますが、働きを考える上ではシンプルですよね。

一方、エピジェネティクスは、その遺伝子の機能を外から制御しているものが対象になっていますから、余計に複雑で理解するのが大変です。遺伝子異常だけで簡単に病気を解明できると考えるのは、甘いということですよね。

エピジェネティクスをはじめ、疾患には遺伝子以外に様々な原因があって、これからはそういった疾患を取り囲む環境的なものだとかも含めて考慮しながら研究が進んでいく時代ですね。

それにしても、近年、病気のことが遺伝子のレベルですごく詳細にわかってきましたし、それに基づいた病理診断を求められるようになりました。病理医を今まで18年やってきて、ここ5年くらいで一気にゲノム編集が実臨床の現場にやってきた、という感じがすごくあります。

仲野 40年くらい前の医学部の教科書と今のを読み比べるっていう企画があるんですよ。書くの大変そうやし、しかも読む人ごっつ限られそうやし、売れなさそうやしという三重苦企画ですけど（笑）。

でも、ホンマにここ30年の医学の進歩は凄まじい。だいたいの疾患が分子レベルでわかってきましたからね。医者になった頃なんて、あんまり効く薬もなかったからなぁ。ステロイドと抗生物質といくつかの抗がん剤とか、ほんとに限られてましたね。

小倉 そうですよね。実は、平成史の年表作りのプロジェクトに参加していて、医療・医学・バイオのいろいろな歴史データを集めるために書籍を探してみると、この30年の医療の歴史がちゃんとまとまっているものってほとんどないのです。ゲノム編集をテーマにした新書がわずかにあるくらいでして。進歩が速すぎてまとめられないのかと。

とにかく、ゲノム編集を軸に一気に研究が加速しましたよね。

仲野 でもね、この30年と同じペースでこのあとも生命科学の研究が進むかというと、そうはいかんのとちゃうかと。かなりのことがこの30年でわかってしまった分、これからの研究は進め方が難しい時代になっていくと思います。創薬に関してはどんどんコストが上がってきてるし、生殖細胞にゲノム編集を利用するとかになると、どうしたって倫理的な問題が大きすぎるし。

小倉 優生学につながっていくような話になりますものね。医療の歴史を見ていて、人間の生死の定義も大きく変わってきた30年だったと思います。

私は脳死判定に二度立ち会った経験があるのですが、いろいろ考えさせられた経験でした。あまりうまくは言葉にできませんし、様々な考え方がありますから意見を述べるのが難しいですが。

仲野 生死の定義もあるけれど、そもそも病気の定義っていうのが難しいですよね。いったいどこらあたりから、人間は病気であると考えたらええのか。自覚的に具合が悪いっていうのが病気かというと、必ずしもそうではない。それやったら、早期がんなんかは自分ではわからへんのやから、病気と違うということになってしまう。

結局、医者が病気やと判断したら病気、いうことですかね。死ぬことも医者が判断しているし。でも、本当に病気なのか、生きてるのか死んでるのか、とかいうことは厳密に定義するのは難しいんとちゃいますかね。

小倉　たしかにそうですね。医療が進歩してくると、いろいろなことがわかりすぎて逆にわからなくなることが多くなる気がします。ゲノム編集に限らず、これからはAIという別の技術が医療を大きく変えていく時代だと思いますが、そのお話の続きは次のコーヒーブレイクで。

仲野先生、引き続きよろしくお願いしまーす。

仲野　ふわふわずるずると続けましょ〜（笑）。

（233ページに続きます）

図鑑4.
脂肪のがん
（脂肪腫と脂肪肉腫）

え？ 別の人格（がん格）に？

脂肪のがん、と聞いて驚かれた方が多いのではないでしょうか。「もしかして、脂肪って、お尻とかおなか周りにつくあの贅肉のこと？ あの贅肉もがんになるの？」そんな疑問が沸き起こっているところではないでしょうか。

そうなんです。あの贅肉、すなわち脂肪細胞もがん化するのです。特に身体の奥、深いところにある脂肪細胞が、がん化することが多いのです。

よって、小さいうちに早期発見することはなかなか難しく、特におなかの奥にできた場合は、別の疾患を検査しているときに、たまたま見つかったり、あるいはかなり腫瘍が大きくなって、ほかの臓器を圧排することによる症状が出現して気づくことも多いです。腕や足にできる場合は、患者さん自身がさわって気づくこともありますが、さわって気づくほど表層にできるものは、良性のことが多いです。

さて、上皮以外の悪性腫瘍を肉腫と呼びましたね。骨肉腫が比較的有名だと思いますが、実は脂肪肉腫は、肉腫の中で最も発生頻度の高い肉腫であるといわれています。とはいえ、上皮性の悪性腫瘍である癌に比較すると、まれな悪性腫瘍です。

脂肪細胞はいずこに？

脂肪細胞が最も多いところは、皮膚の下にある皮下脂肪組織です。皮下脂肪組織は、皮膚と筋肉に挟まれています。では、身体の奥にある脂肪細胞というのは、どんなところにあるのでしょうか。

内臓脂肪とも呼ばれたりしますが、いちばん目立つのは、胃の下にぶらさがる大網《だいもう》という脂肪組織と、小腸や大腸の間にある腸間膜《ちょうかんまく》と呼ばれる脂肪組織です。

大網は、脂肪細胞の貯蔵（飢餓に備えて？）や、腹腔の炎症が広く波及するのを防ぐ役目があるといわれています。腸間膜には、小腸や大腸に酸素や栄養を運んでいる血管やリンパ管が、脂肪細胞に守られながら、張り巡らされています。また、大網や腸間膜以外、腹壁や臓器そのものの中にも脂肪細胞が存在しています。

脂肪細胞はいずこに？

◆皮下脂肪

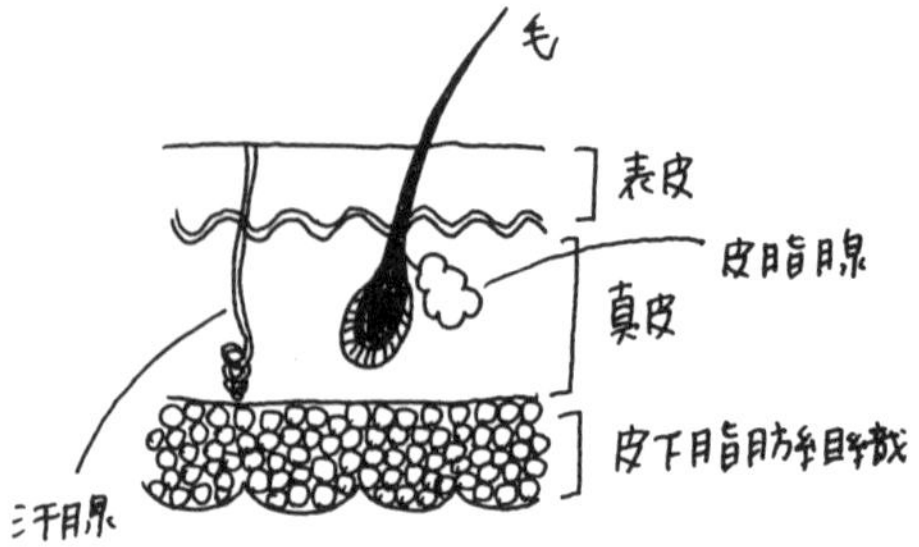

◆内臓脂肪

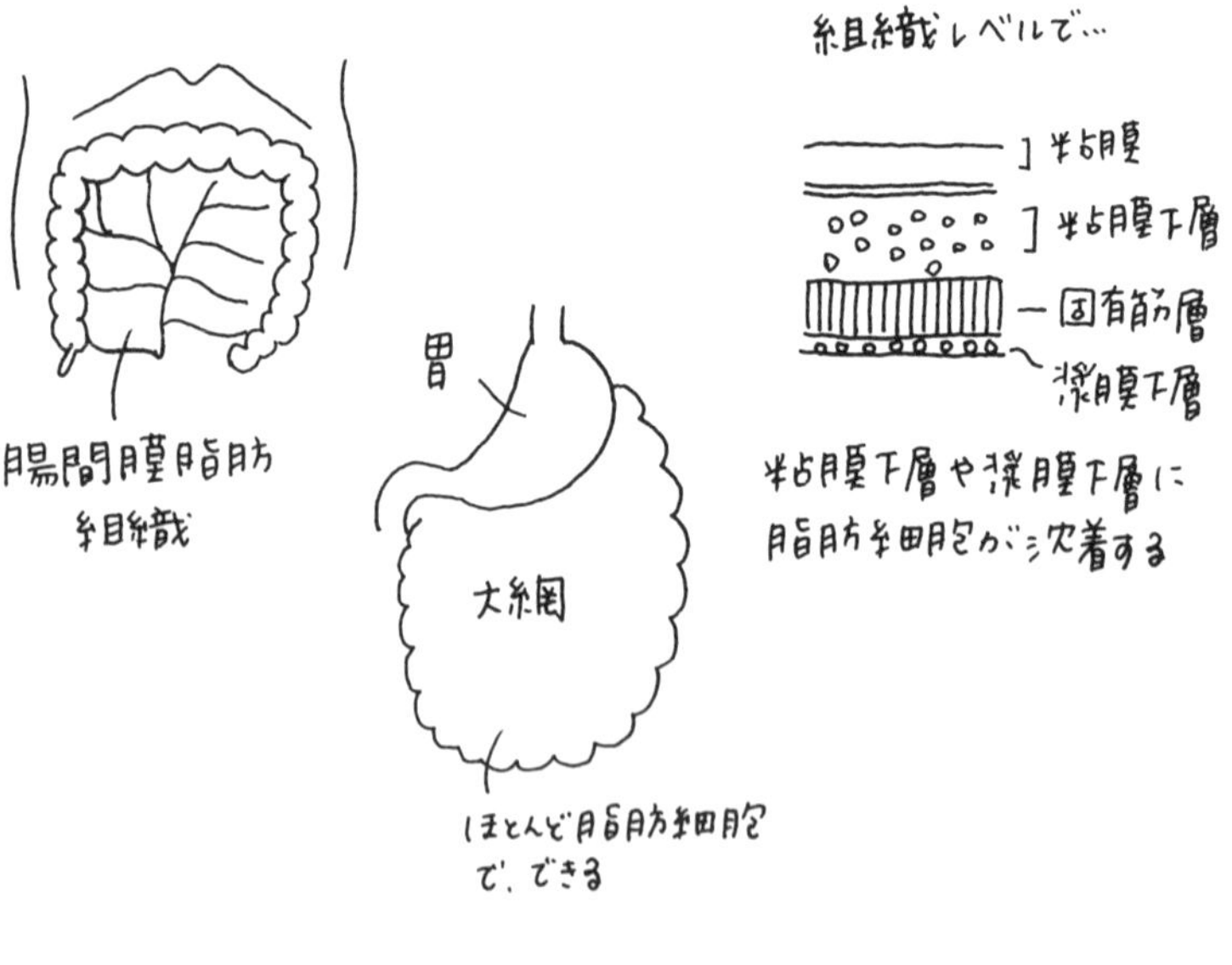

脂肪腫

♦見た目

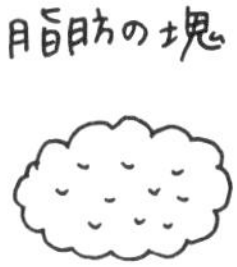
脂肪の塊

♦顕微鏡で観察すると…

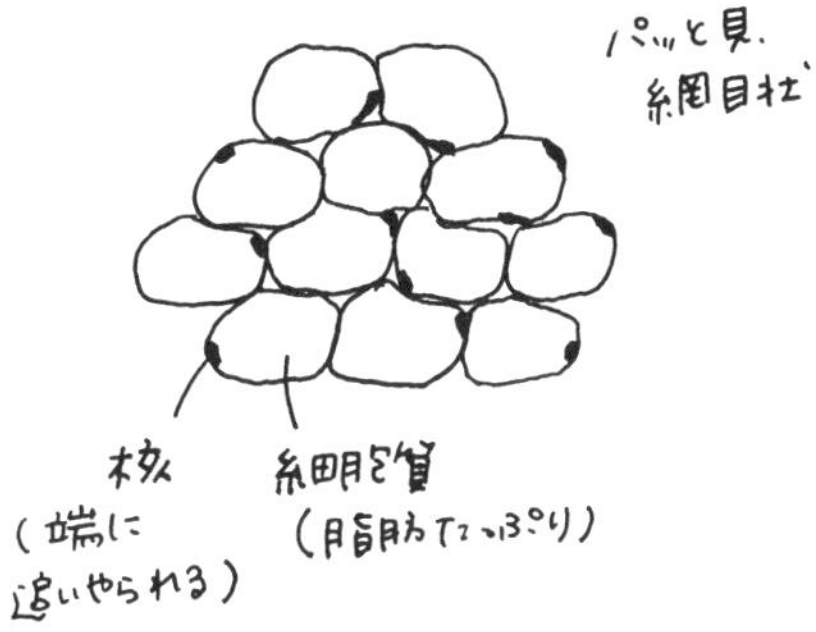
パッと見、
網目状
核
（端に
追いやられる）
細胞質
（脂肪たっぷり）

良性の腫瘍「脂肪腫」

脂肪細胞の良性腫瘍に、脂肪腫《しぼうしゅ》があります。皮膚のすぐ下の脂肪組織によくできる腫瘍で、みなさんの体にも小さな脂肪腫がどこかにあるかもしれません。とても頻度の高い良性腫瘍です。大きいと10㎝大くらいになることもあったり、腕にできるものでは多発しやすい脂肪腫（血管脂肪腫という小さな血管を含むタイプのものが多い）もあります。

肉眼的には、黄色くてやわらかくて、見た目はまさに脂肪の塊。顕微鏡で観察しても、脂肪細胞の塊です（笑）。特に悪さをしないので放置していてよいのですが、美容のために切除することもあります。

高分化型脂肪肉腫

悪性腫瘍、高分化型脂肪肉腫について説明します。分化という言葉が登場しましたね。脂肪肉腫です

高分化型脂肪肉腫

♦見た目

脂肪の塊

♦顕微鏡で観察すると…

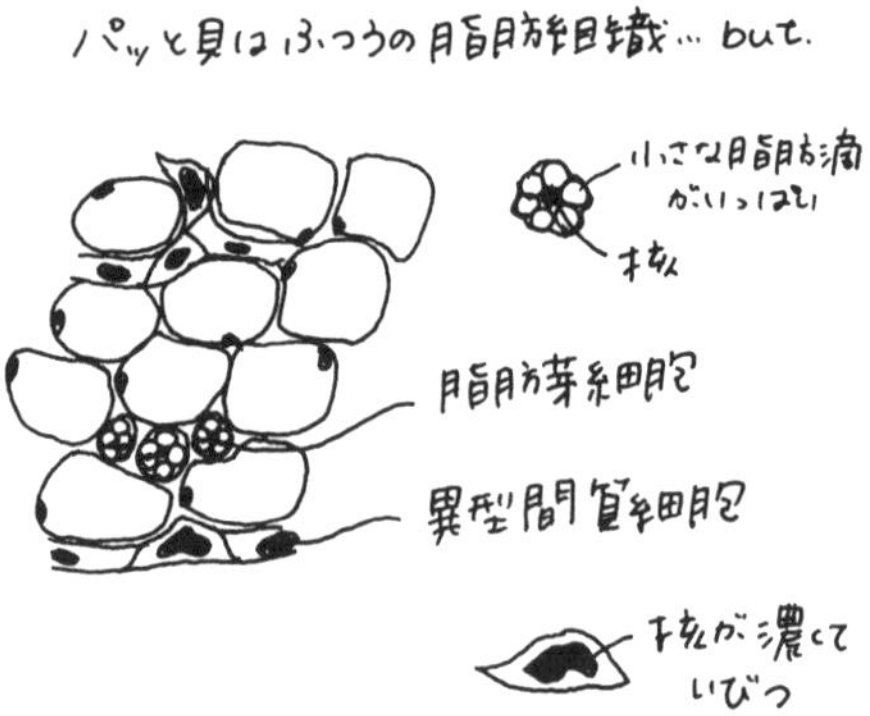
パッと見はふつうの脂肪組織… but.
小さな脂肪滴がいっぱい
核
脂肪芽細胞
異型間質細胞
核が濃くていびつ

から悪性ですが、高分化です。つまり、分化度が高い。ということは、本来の細胞に近く、よく分化した細胞であること。正常の脂肪細胞に似た腫瘍細胞であることを意味します。

遠目で見ると正常の脂肪細胞と変わらないのですが、拡大率を上げて観察すると、脂肪細胞と脂肪細胞の間に大きくて濃く染色される核を持った異型間質細胞というのが現れたり、脂肪芽細胞と呼ばれる、幼弱な脂肪細胞がたくさん出現したりします。

このような独特な細胞を含み、異型のある脂肪細胞を含んでいる場合、「高分化型脂肪肉腫」と診断します。ちなみにこの腫瘍は、小腸や大腸の周りにある脂肪組織（腸間膜と呼ばれる部位）から発生することが多いです。つまり、身体の表ではなく奥にできることが多いのです。身体の奥にできた脂肪性の腫瘍は要注意です。

脱分化型脂肪肉腫

◆見た目

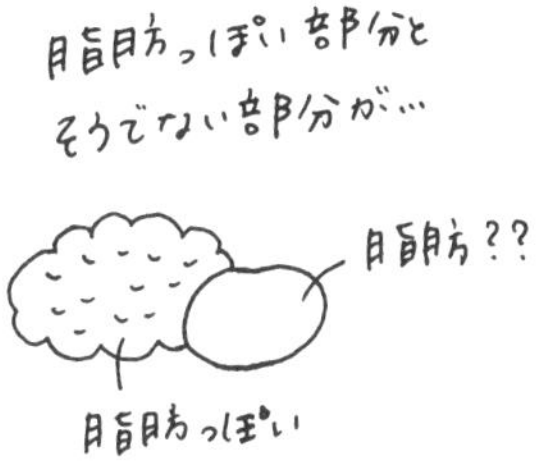
脂肪っぽい部分と
そうでない部分が…
脂肪??
脂肪っぽい

◆顕微鏡で観察すると…

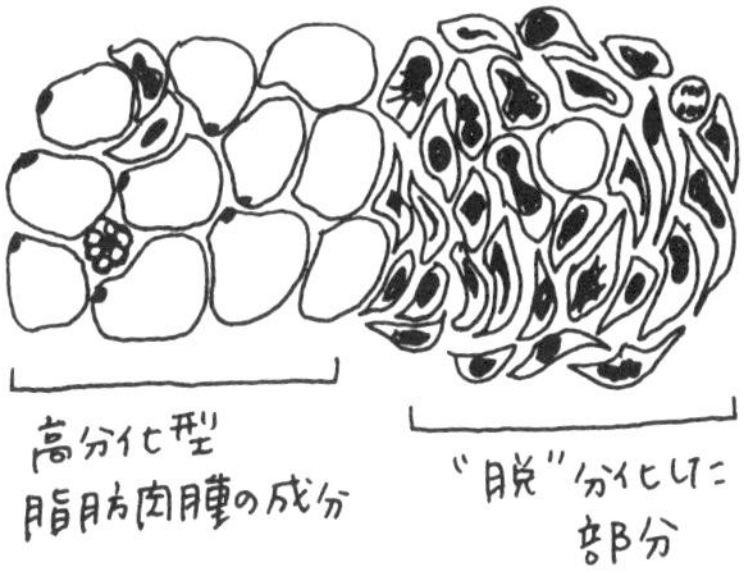
高分化型
脂肪肉腫の成分
"脱"分化した
部分

脱分化型脂肪肉腫

高分化型脂肪肉腫は、放っておいたり再発を繰り返していると、「脱分化《だつぶんか》」を起こすことがあります。分化を脱ぐって、どういうことでしょう? これは、脂肪細胞となる分化傾向から逸脱して、別の性質を持つ細胞となるものです。ぐれすぎて人格が変わってしまった……いや、がん格が変わってしまった腫瘍です。一般に、すごく悪いやつに変化してしまう場合が多く、脱分化型脂肪肉腫は予後不良のことが多いです。

脱分化型脂肪肉腫になると、脂肪滴を含むような脂肪細胞はほとんど確認されず、おばけのような奇怪な核を持った異型細胞が出現したりします。高分化型脂肪肉腫が脱分化すると、増殖するスピードが著しく速くなり、手術で取り切ったと思ってもすぐに再発してしまったりするなど、厄介な肉腫です。

まれだから難しい軟部腫瘍

脂肪肉腫のように、身体を支持する筋肉や線維、脂肪、血管などから発生する腫瘍を総称して「軟部腫瘍」といいます。良性腫瘍で頻度の高い軟部腫瘍もありますが、悪性腫瘍はまれなものが多く、一般の病理医は診断に苦慮することが多いです。

また、脳腫瘍と同様に、遺伝子異常がその診断に必須であることも少なくなく、専門性の高い腫瘍です。軟部腫瘍の診断を得意とする病理医は数少ないので、悩んだ場合は、軟部腫瘍専門の先生に意見をうかがうことにしています。

先日も、かなり変わった脳の表面にできた軟部腫瘍の症例に出会いました。脳を包む膜にできた腫瘍で、軟部腫瘍の一つとして知られるある腫瘍か、それとも脳腫瘍の一つである髄膜腫《ずいまくしゅ》という腫瘍なのか、悩む症例でした。敬愛するボスのまつもと先生も経験がなく、難しい症例とのこと。

そこで、軟部腫瘍と脳腫瘍の両方をご専門とされている病理医の先生（なんと稀有な先生!）にご相談することに。結果、その両者が衝突している非常に珍しい腫瘍であることが判明。その先生のメールの文面から、珍しい腫瘍に遭遇して興奮している様子が垣間見えました。「ご専門とされている先生が興奮するくらいの、まれな症例だったなんて！」と私たちも興奮したのでした。

このように、軟部腫瘍は専門の病理医の先生にご相談することが多いのですが、なるべく私たちも軟部腫瘍の病理診断に精通していく努力が必要です。

まつもと先生はまさに百戦錬磨の先生なので、まれな腫瘍に遭遇した際も膨大な病理診断経験と照らし合わせ、「これは僕が今まで診断した症例の中には当てはまるものがないね。専門医に相談してみよう」と、的確に判断してくださいます。経験が乏しいと、目の前の症例が、まれであるのか否かを判断するのは難しいのです。

まつもと先生はあらゆる病理診断に精通しつつ、専門分野もいくつもあり、他病院の病理医の先生から症例の相談を受けることも多い病理医。かっこいいです。

【上級編】GIST

GISTは、Gastrointestinal Stromal Tumorの頭文字をとった略称で、消化管間質腫瘍のことです。この章で紹介した脂肪肉腫と同様に、非上皮性の腫瘍です。

GISTは、主に消化管の筋層の部分に生じ、カハール細胞という消化管の運動などの調節に関わっている間質細胞（上皮細胞の指示組織を構成する細胞の総称）から発生することがわかっています。GISTは大きくなるにしたがい、周囲の組織を圧排しながら大きくなっていきます。小さいうちは無症状ですが、次第に圧迫による症状や痛みが出てきたりします。腹部に大きな腫瘤を形成するという意味では、ほかの非上皮性腫瘍（軟部腫瘍）と似ています。

よって、CTやMRIなどの画像の検査で腹部の非上皮性腫瘍が認められた場合、いつもGISTをはじめ、脂肪肉腫などの何らかの肉腫あるいはリンパ腫など、いくつかの鑑別疾患が挙げられ、画像所見から「これはGISTではないか？」「いや、リンパ腫ではないか？」など議論がなされ、基本的には手術になります。そして、摘出された腫瘍の病理診断によって、病名が確定します。

このGISTには、もう一つ大きな特徴があります。血液のがんの慢性骨髄性白血病にイマチニブという薬が効果的だとお話ししましたが、実はGISTにも同じ酵素に問題があることがわかり、同様にイマチニブが効くのです。

慢性骨髄性白血病とGIST。全く異なる病気なのに、同じ分子標的治療薬が効く。このように、臓器や形態が異なる病気であっても、遺伝子レベルの異常を見ると共通点があった、というような疾患は、これからも増えてくると思います。

図鑑5.
胃のがん(胃癌)

大きくなったら頭が悪くなっちゃった

ここでは、頻度の高いがんである胃がんについてお話ししていきましょう。プチ病理学で学んだ分化や組織型の話がたくさん出てきますので、もし「分化や組織型ってなんだっけ?」となったら、もう一度プチ病理学講義をお読みください。

胃がんの原因、ピロリ菌

胃がんは、肺がん、大腸がんに続いて、がん死因の第3位に入る頻度の高いがんです。ほかのがんと同様に、早期胃がんは基本的に無症状です。バリウム検査もありますが、早期胃がんは内視鏡検査のほうが発見しやすく、定期的に内視鏡検査を受けることも胃がんの早期発見には大切です。内視鏡検査は、病理医の仕事図鑑(16ページ参照)や大腸癌の図鑑(78ページ参照)でも少しふれましたが、直接カメラで病変部を観察しながら、その組織を採取できることが大きな利点です。

さて、どんながんであっても「発がんの直接的な原因は何ですか？」と問われれば、「遺伝子異常」というのが的確な答えになるかと思います。しかし、遺伝子異常をきたしやすくする要因となるものは、がんによって様々です。

胃がんの場合で有名なのは、ヘリコバクター・ピロリ菌の持続感染です。ピロリ菌は、食べ物や飲み水から感染することがほとんどで、多くが幼少時に感染すると考えられています。日本の場合は、衛生環境が十分整っていなかった時代に生まれた方の感染率が高く、60歳以上の約80％の人はピロリ菌を保菌しているといわれています(比率については諸説ある)。現在は衛生環境が改善されたため、若い人の感染率は減少傾向です。胃がんを発症する人が少しずつ減っていくことも、予想されています。

ピロリ菌は、胃酸という強酸の環境下でも生きられる特性を持っています。ウレアーゼという酵素を持ち、胃内の尿素をアンモニアに変化させ、胃酸を中和させることで生存します。この働きが胃粘膜に悪影響を与え、胃炎を引き起こし、慢性的な炎症によって胃潰瘍や胃がんが発生しやすくなります。また、塩分の多い食事や野菜の摂取不足なども、胃がんのリスクになるといわれています。

胃粘膜の断面図

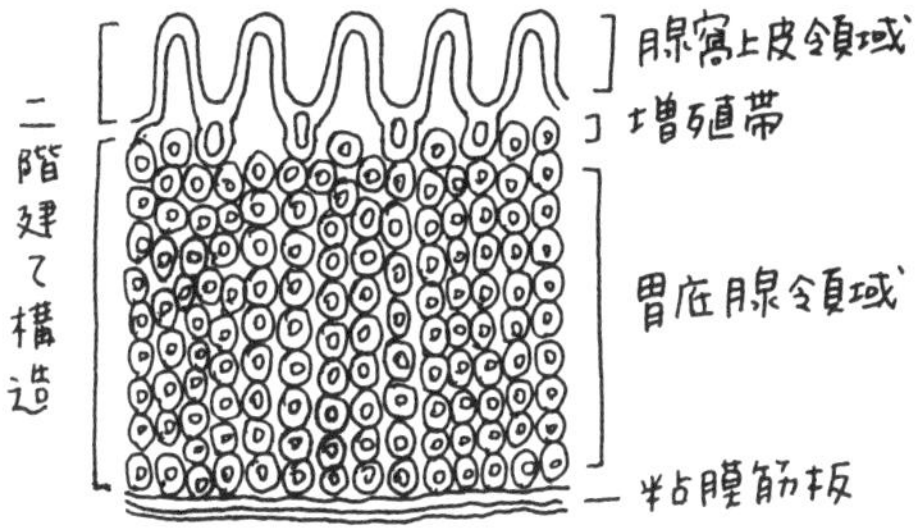

胃の粘膜は二階建て構造

胃の壁の構造は、ほぼ大腸と同じであり、上から順に粘膜、粘膜筋板、粘膜下層、固有筋層、漿膜下層、漿膜の層を形成しています。大きく異なるのが粘膜です。胃の上皮は、消化酵素を分泌する役目があるため、様々な上皮細胞に分化しています。あらゆる臓器の腺上皮の中で、これだけ多彩な細胞が含まれるのは、胃の粘膜の大きな特徴です。つまり、胃の腺上皮は超高分化状態といえます。

粘膜は二階建て構造になっていて、粘膜の上4分の1ほどを「腺窩《せんか》上皮領域」、下4分の3の層を「胃底腺《いていせん》領域」と呼びます。

胃底腺には、消化酵素でありペプシンを分泌する主細胞、塩酸やビタミンB12を小腸から吸収するために必要な内因子という物質を分泌する壁細胞、主細胞になる準備段階の副細胞などが含まれています。

増殖帯の構造

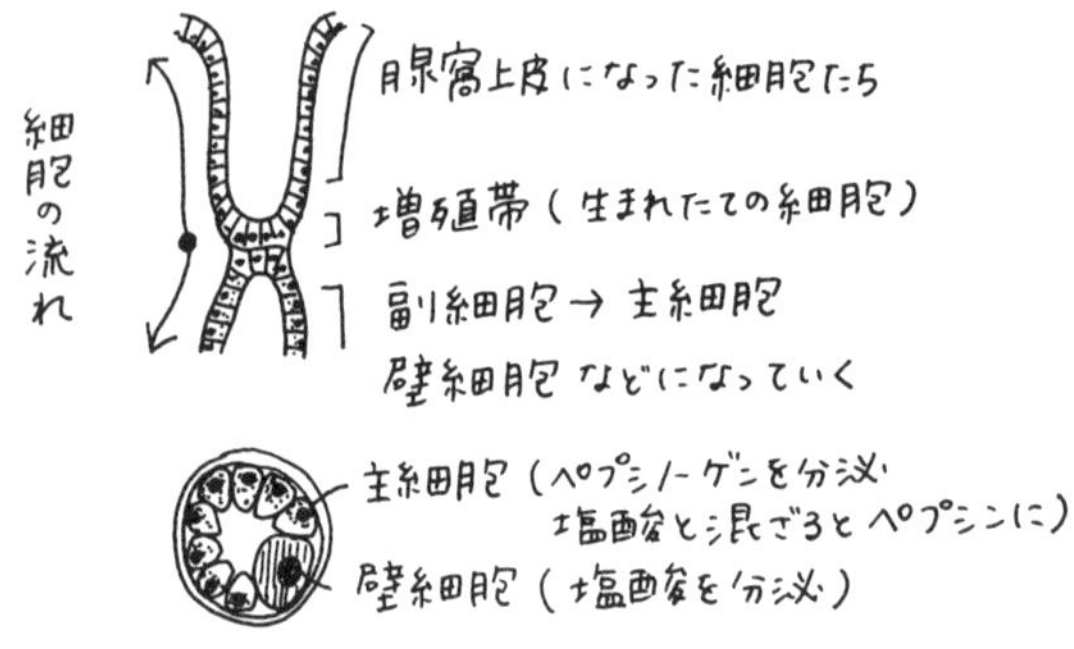
細胞の流れ
腺窩上皮になった細胞たち
増殖帯（生まれたての細胞）
副細胞→主細胞
壁細胞などになっていく
主細胞（ペプシノーゲンを分泌
塩酸と混ざるとペプシンに）
壁細胞（塩酸を分泌）

細胞の特徴によって細胞質の色が異なるため（多くは細胞質に含むミトコンドリア等の含有量によって染色が変わる）、顕微鏡で観察するとカラフルに見えます。

さて、このような胃粘膜の二階建て構造は、どうやってできているのでしょうか。

実は、胃の腺窩上皮と胃底腺の間に、増殖帯という胃の上皮細胞が生まれる場所が存在します。大腸の粘膜では、増殖帯は腺管のいちばん底の部分にあるのですが、胃の場合は、ちょうど二階建て構造の間の部分にあるのですね。

腺窩上皮になるように運命づけられた細胞は、上に向かって分化しながら移動していきます。胃底腺になる細胞は、下に向かって分化していきます。主細胞は副細胞を経由しますから、増殖帯に近い部分は副細胞が多く観察されます。

この増殖帯から発生する胃がんがあるといわれて

います。「印環細胞癌《いんかんさいぼうがん》」という特殊な形態の癌です。

プチ病理学講義で、組織型は分化度と細胞の形態から決められるという話をしましたが(61ページ参照)、この印環細胞癌という名称は、まさに細胞の形態から決められた組織型で、印環という指輪の形に似た腫瘍細胞だからです。細胞質に豊富な粘液を有しており、核が端っこに押しやられているため、指輪のように見えます。増殖帯のレベルで、印環細胞癌が帯状に広がっている様子を観察することが多いです。

先ほど、ピロリ菌に感染すると萎縮性胃炎という病態を起こすという説明をしましたが、萎縮性胃炎になると胃底腺は消失してしまい、胃の腺窩上皮は小腸の上皮に類似した形態をとるようになります。小腸の上皮は、胃の上皮に比べると構造的にはシンプルであり、まさに超高分化した上皮が先祖返りしてしまう感じです。

胃の腺窩上皮が小腸に類似した様子に変化するさまを、「腸上皮化生《ちょうじょうひかせい》」と呼びます。この化生上皮から、がんが生じることが多いです。

次世代シークエンサーとドライバー遺伝子?

大腸がんのところで、発がんを引き起こすものとして、ゲノム異常とエピゲノム異常があるという説明をしました。胃がんも、そして、ほかのがんにおいても同様です。

印環細胞癌

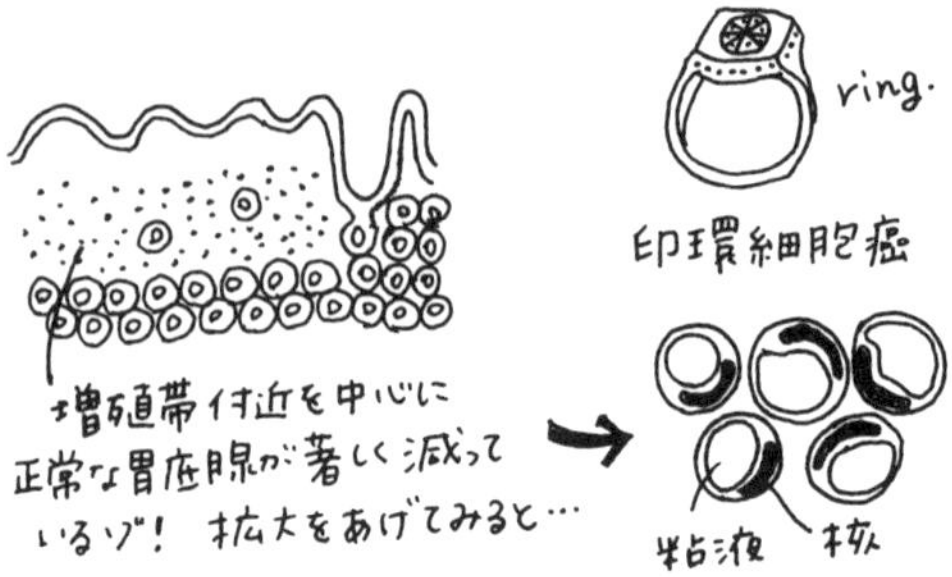

近年、次世代シークエンサーと呼ばれる画期的な網羅的遺伝子解析の方法が登場しました。今までは、遺伝子のこのあたりに異常がありそうだなと予測を立てて遺伝子異常を見つけていたのですが、この方法では、がん細胞の遺伝子全体を調べ、簡単にたくさんの遺伝子異常を検出できるようになりました。

しかし一方で、あまりにたくさん遺伝子異常が検出されすぎて、この遺伝子異常って「がん化のどの部分に作用しているのだろう? どのくらい悪さをしているのだろう?」というのが、解明しきれなくなっています。

そこで登場するのが、統計学的な解析です。たくさんの症例の遺伝子を調べ、高頻度に異常が認められた遺伝子を、ドライバー遺伝子と名づけることにしました。現在は、このドライバー遺伝子をターゲットにしてその機能を調べたり、新薬を開発したりする研究が進んでいます。

さて、こういった次世代シークエンサーを用いた研究の中で、胃がんは大きく四つのタイプに分けられそうであることがわかってきました。ちょっと難解な医学用語が続きますが、①染色体不安定性胃癌　②ゲノム安定性胃癌　③ＥＢＶ陽性胃癌　④ＭＳＩ陽性胃癌の四つです。

ピロリ菌が関与するがんは、①染色体不安定性胃癌に多いといわれています。また、②ゲノム安定性胃癌は、スキルス胃がんと呼ばれるがんが多いのが特徴です。③ＥＢＶ陽性胃癌のＥＢＶというのはＥＢウイルスというウイルスのことで、ときにリンパ腫なども引き起こすウイルスです。ＥＢウイルスについては、のちほどまたお話ししますね。④ＭＳＩ陽性胃癌のＭＳＩは、大腸がんの項で出てきたマイクロサテライト不安定性のことで、家族性の腫瘍で頻度の高いエピゲノム異常です。

分化度によるがんの特徴

胃がんは、このように遺伝子異常のパターンによって主に四つに分けられることがわかってきましたが、どんなパターンであっても病理診断の場合は、分化度をベースにして病理診断をしていきます。

胃癌の形と分化度

◆高分化型管状腺癌

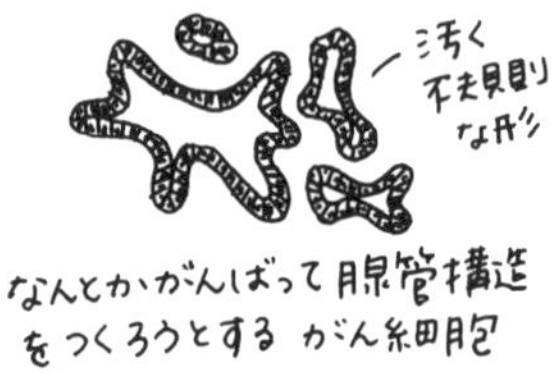

◆低分化型管腺癌

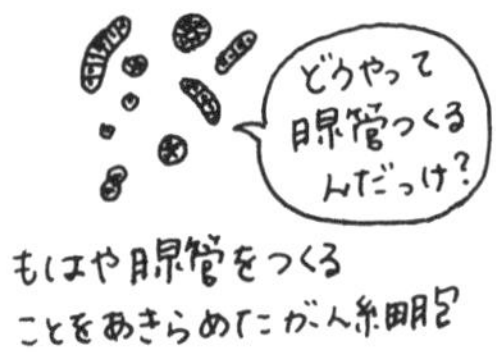

例えば、がん細胞がもともとの胃の上皮と類似した形態を保っている場合は「高分化癌」と名づけますし、似ても似つかなくなっている場合は低分化癌といいます。

上の図はいずれも胃がんですが、全く形が違いますね。左図は、胃の腺上皮の構造である筒状の腺管構造をなんとか保とうとしているのがわかります。いびつにはなっていますが、管の構造を残しており、高分化型管状腺癌と診断します。

一方、右は腫瘍細胞がばらばらとしています。よく観察すると、なんとなく管の構造をとっていそうな部分もあるものの、その構造はほとんど消失しています。ここまでくると、低分化型腺癌となります。

がんは進行するほどバカになりやすい？

がんの分化度というのは、いつ決まるのでしょう

深く浸潤するにしたがいおバカになるがん細胞

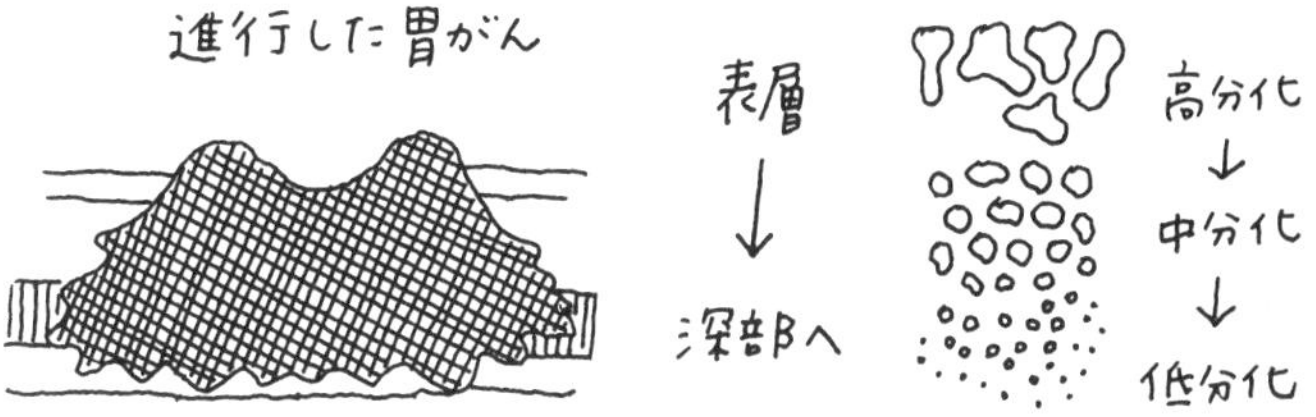

か。そして、分化度というのは、ずっと変わらないものなのでしょうか。

先ほど胃がんの遺伝子異常の話をしましたが、遺伝子異常のパターンによって、分化度が決まることが多いです。発生したときから、低分化の癌である場合もあります。また一方で、がんが進行するにしたがい、新しい遺伝子異常が蓄積していき、分化度が低くなることもしばしば認められます。分化度はずっと変わらないのではなく、進行するにつれ分化度が変わることもしばしばです。

進行するほど、自分が胃の粘膜だったことをどんどん忘れ、低分化になってしまったがん細胞たち。「あらぁ……こんなにおバカになってしまって」と、顕微鏡で観察しながら、がん細胞を哀れに思うこともあったりします。

スキルス胃がんって？

スキルス胃がんという言葉を聞いた方がいらっしゃるかもしれません。悪そうながん、というイメージがあるでしょうか。スキルス胃がんの「スキルスscirrhous」は硬性という意味で、つまりスキルス胃がんとは、硬い胃がんという意味になります。

癌は一般に、昔は「いわ」と呼ばれていたことがあったり、「癌」という漢字からも硬い印象があるかと思います。実は、癌の硬さというのは、癌細胞の量とその周りの間質《かんしつ》（主に膠原線維で構成される組織）の量の割合によって決まります。細胞の量が間質に比べて多ければやわらかく、間質の比率が高ければ硬くなります。癌は周囲に増殖していく際、自らが増殖する上での「足場となる間質」を作ります。周囲に様々な因子を放出し、異常な血管や膠原線維を増殖させるのですね。

足場となる間質を豊富に作り出すがんは、実際にさわってもとても硬く、顕微鏡で観察すると癌細胞の数よりも圧倒的に周囲の間質量が多いことがわかります。一般にこういうタイプの癌は低分化のことが多く、周囲に広がりやすい性質があります。

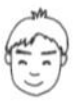

そういえば今日、胃がんの手術の予定が入っているよね。あの症例、胃透視の検査（いわゆるバリウム検査。この検査の利点は胃の全体の形、そして硬さなどを確認できること。外科の術前検査の一つとして、癌の広がりを推定する上でとても重要な検査）**で胃のふくらみが悪くて、ちょっとスキルス胃がんみたいだったと思う。迅速診断で断端**（手術中に切除した組

織の切り口）に注意しなくちゃいけないよね。

そうそう。そうだった。生検で印環細胞癌が混在した低分化型腺癌が出ているんだよね。潰瘍ができていてその部位から癌が検出されているけれど、ボールマン3型の腫瘍だったから、かなり粘膜の奥では横に広がっているんじゃないかな？

そうだね。

迅速診断で何を確認するのですか。

ああ、手術中に切除した端の部分で、癌細胞がいないかどうか確認するんだよ。もし癌細胞が認められているのに手術を終えてしまったら、再発してしまうね。完全にがんが取り切れているかを手術中に確認するんだよ。

なるほど。

しんしん、スキルス胃がんを疑うようながんの場合は、切除断端の術中迅速診断は十分に気をつけないといけません。がんと離して距離を取って切除をしたと外科医が思っていても、思いがけずがん細胞が這ってきている場合があるのです。

そうなんですね。コワイ！

これはがんの肉眼的な形態と密接に関係があるから、シェーマを書いて説明す

がんの肉眼的形態

2型・潰瘍限局型

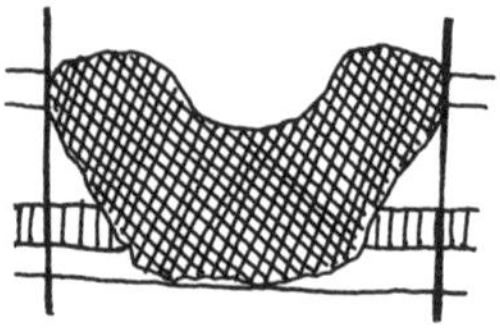

るね。

お願いします。

これは、胃がんの取扱い規約にも書かれている胃がんの肉眼的な形態分類のシェーマです。胃の壁の断面を見ていると思ってください。上側が粘膜、すなわち食べ物が通るほう。どちらも進行癌で、壁の深いところ、固有筋層を超えて浸潤している癌ですが、2型と3型で何が違うかな？

はい。3型のほうが裾野が広いっていうか、胃壁の深いところでだいぶ横にがんが広がっていると思います。

その通り！　まず粘膜面のがんの範囲を見てみましょう。

その範囲と実際のがんの広がりを比較してみると、2型の腫瘍は粘膜面のがんの広がりと深部のがんの広がりがほぼ同じくらい、あるいはむしろ深部のほうが広がりは狭いくらい。一方、3型は粘膜面のがんの広がりより

がんの肉眼的形態

3型・潰瘍びまん型

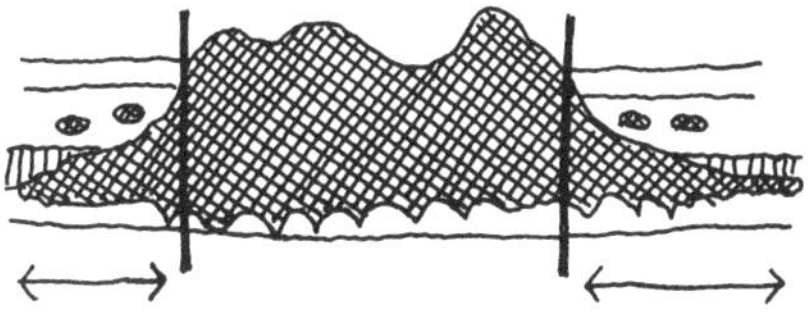
↔の部分は、粘膜に異常がないため
内視鏡でみても癌の広がりがわからない。

も、深部でものすごく横に広がっているのがわかります。
粘膜面のがんの広がりは内視鏡検査で確認できるし、生検をしたときも検出できます。でも、壁の深いところで広がっているがんは、内視鏡検査ではわからないし、生検は粘膜側しか採取しないから、がんを検出することができません。

なるほど。内視鏡検査で何か所か生検してがんの広がりを確認することがありますが、進行癌になった症例では、内視鏡検査で広がりを診断するのは危険だということですね。

そうです。むしろ胃透視検査で、壁の硬さを見て判断したほうがよいのです。3型の形態のがんは、いわゆるスキルス胃がんの場合が多く、癌細胞がぱらぱらと広がり、その周りに硬い線維が増えていることが多いのです。内視鏡ではその広がりを確認しにくいがんですが、胃透視検査では胃の壁が硬くなっていて、スキルス胃がんだな、と推測ができます。

肉眼の形からがん細胞の広がり方を想像し、術中迅速診断に備えることは、とても大切なんだよ。

わかりました！

胃がんの術中迅速診断に向けて万全の態勢を整えるには、手術前の様々な検査結果や手術の方法など、臨床情報を事前にしっかり入手しておくことが、とても重要です。よって、外科医と常にコミュニケーションを密にとっておくことが、必要不可欠なのです。

私たち病理医は、チームの一員として、その患者さんの診療にあたっているのだ、という気持ちで常に病理診断に向かっています。

図鑑6.
膵臓のがん（膵癌）

こそこそしている悪いやつ

膵臓という臓器、身体のどこにあるかご存じでしょうか。さっそくイラストを見てみましょう。

膵臓は、胃や横行結腸（おなかの上のほうを横切る大腸）の後ろ側に隠れている、だいぶシャイな臓器です。いろいろな臓器に囲まれて、後ろのほうにいるんですね。この解剖学的な位置が、膵臓がんの治療を厄介なものにしています。

膵臓がんはたちが悪い

2018年10月に国立研究開発法人国立がん研究センターから、初めてがんの3年生存率が公表されました。その中でも膵臓がんは群を抜いて生存率が低く、15・1％という結果でした。

がんが治るかどうかは進行期分類が重要で、早期発見が大事というお話をしてきましたが、膵臓がんに関しては、早期がんと考えられるStageⅠ期

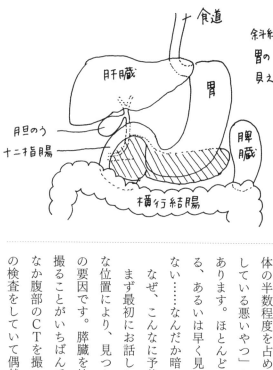

膵臓の位置

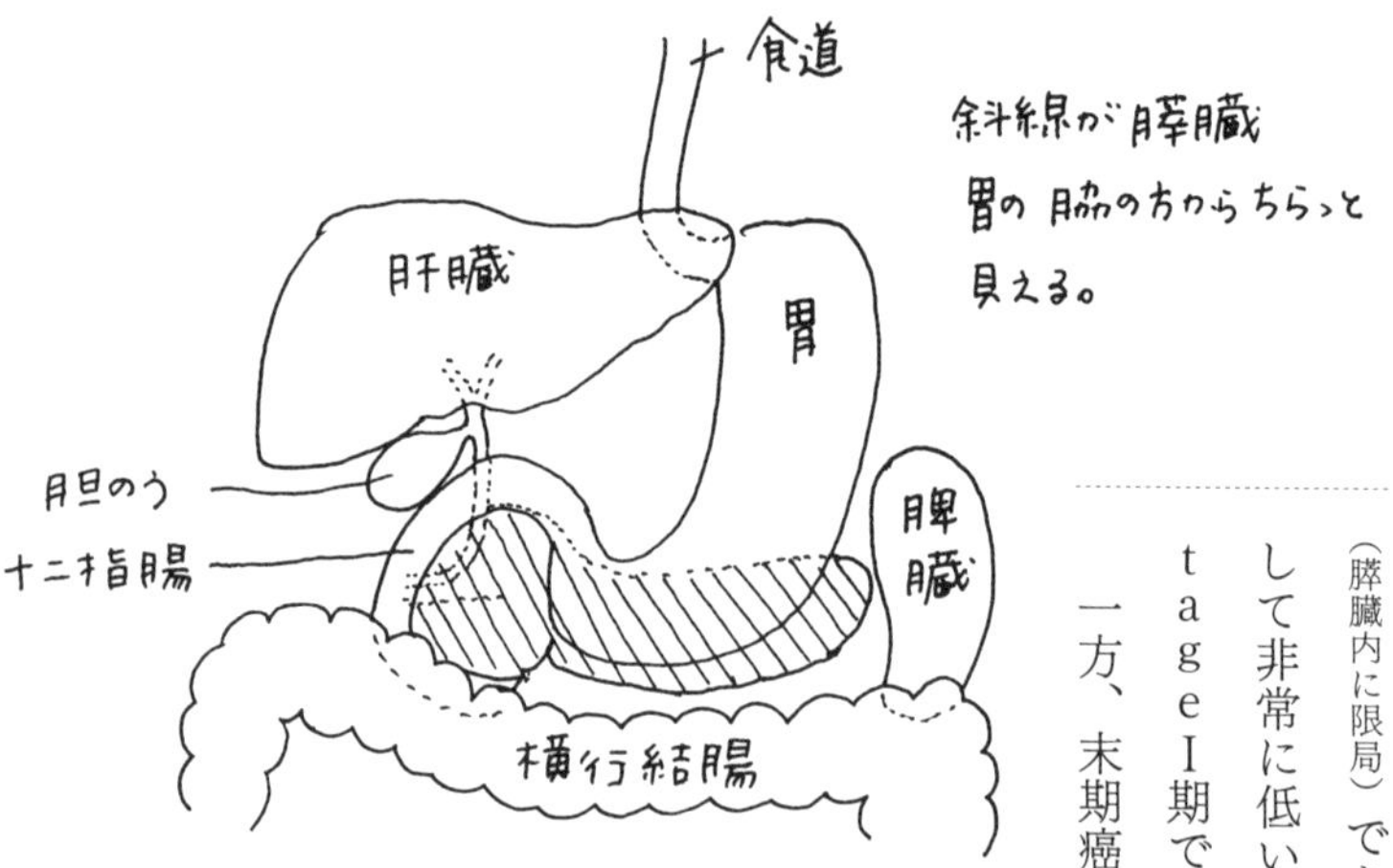

(膵臓内に限局)であっても、3年生存率は54・8%とほかのがんに比較して非常に低いのが特徴です(多くのがんは90%を超えている)。しかも、StageI期で見つかる患者さんは、全体の約6%しかいません。一方、末期癌であるStageⅣ期で見つかる場合が、膵臓がん全体の半数程度を占めています。副題に「こそこそしている悪いやつ」と書いたのは、ここに理由があります。ほとんどの場合が末期の状態で見つかる、あるいは早く見つかっても予後があまりよくない……なんだか暗い話ばかりですね。

なぜ、こんなに予後が悪いのでしょうか。

まず最初にお話ししたように、膵臓の解剖学的な位置により、見つかりにくいということが一つの要因です。膵臓を検査するには、腹部のCTを撮ることがいちばん手っ取り早いのですが、なかなか腹部のCTを撮ることはありませんし、ほかの検査をしていて偶然に見つかった、というような場合が多いのです。

ほかに、腹部超音波検査といってCTよりも放射線被爆の心配がなく、比較的簡単にできる検査があります。しかし、この検査では膵臓を十分に観察できないことが多く、膵臓がんを見つける検査としては不十分であるといえます。

膵臓の働きと構造

膵臓は、胃と同様に様々な働きを持つ腺細胞から構成されています。膵臓の機能は、消化液の分泌（外分泌機能）と血糖のコントロール（内分泌機能）に大別されます。まず、消化液の分泌から説明していきます。

膵臓には腺房《せんぼう》細胞という腺細胞があり、これが膵臓の85％ほどを占めますが、この腺細胞は消化酵素を作ります。この消化酵素は別の細胞の働きでアルカリ性になり、膵液として十二指腸のファーター乳頭という部分から、胆汁とともに十二指腸の内腔に分泌されます。

ちなみに、胆汁は肝臓で作られる消化酵素で、胆嚢で濃縮されます。食事をすると胆嚢から胆管を通り、ファーター乳頭近傍で膵液と混じり合って分泌されます。膵液はとても消化能力が高く、膵炎になると漏れ出した消化酵素によって、膵臓自身が溶

膵臓の形

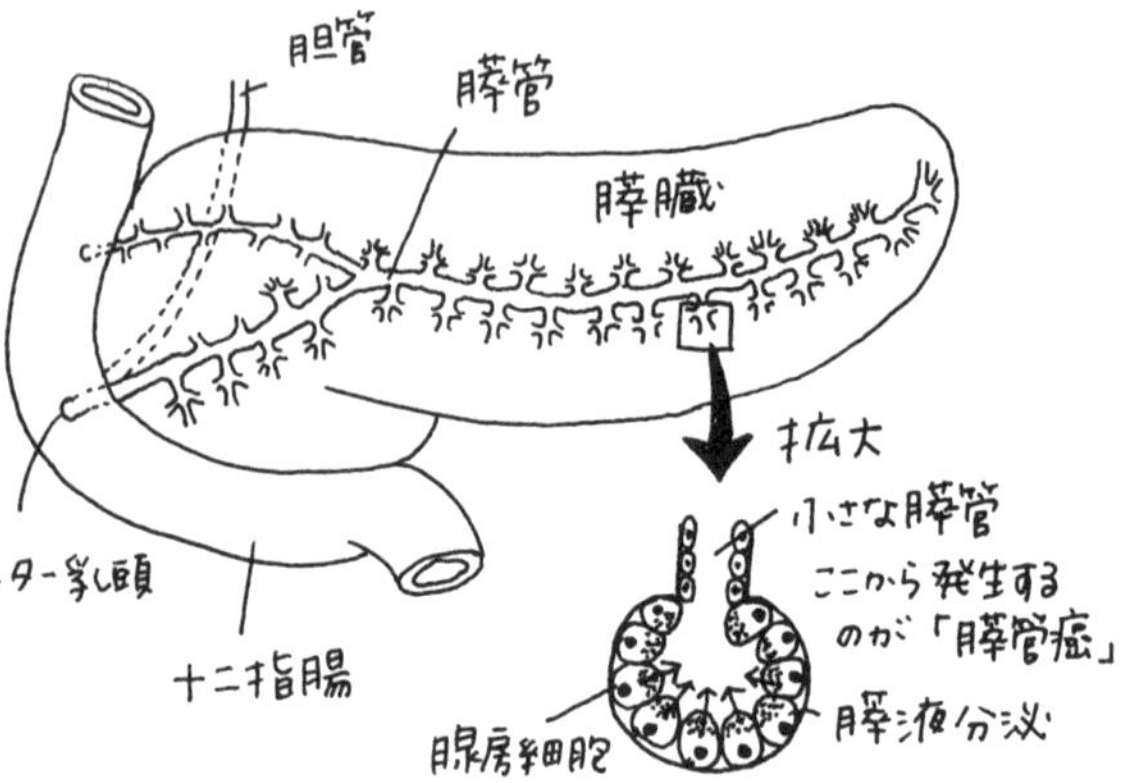

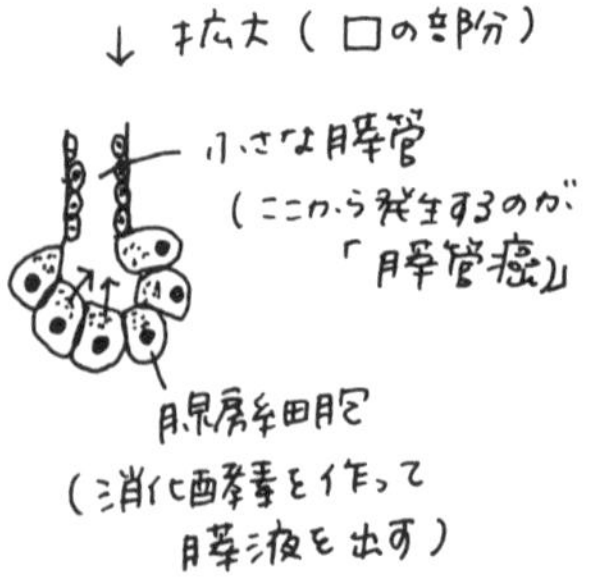

けてしまうことも（こわい！）。急性膵炎は死に至ることもある、とても怖い病気です。

と、がんから話がそれましたが、次に血糖コントロールについて説明します。

こちらは、ランゲルハンス島というオシャレな名前のついた組織が膵臓の腺房細胞の中に、ところどころ島のように分布しています。膵臓の1～2％を占めるのみの組織ですが、効果は絶大です。ランゲルハンス島は、数種類のホルモン産生細胞から構成され、それぞれA細胞、B細胞、D細胞など、やや安易な（笑）名前がついています（そして、なぜC細胞はないのだろう……）。

A細胞はグルカゴン、B細胞はインスリン、D細胞はソマトスタチンを分泌し、A細胞は血糖を上げる働き、B細胞は下げる働き、D細胞はグルカゴンとインスリンの働きのいずれも抑制し、ホルモンの調整をしています。糖尿病の患者さんでは、このランゲルハンス島の細胞が少なくなっていることもあります。

さて、がんはどの細胞からできるのでしょうか。

実は、どの細胞からも腫瘍はできますが、代表的な膵臓がんの組織型である膵管癌は、腺房細胞で分泌された膵液をファーター乳頭に運ぶための管（膵管）を作っている上皮細胞から発生します。分化度は癌によって異なり、もともとの膵管上皮に形が似ていれば高分化型膵管癌と診断されますし、胃がんの項（146ページ参照）で説明したように、自分が膵管上皮であったことを忘れ去っていれば低分化型膵管癌となります。

膵臓がんの症状

では、膵臓がんになると、どのような症状が出てくるのでしょうか。

ほかの臓器のがんと同様に、ごく早期の状態では無症状です。進行するといろいろな症状が出てきますが、代表的な膵臓がんである膵管癌の場合は、膵液の通り道の管で癌が発生するので、閉塞による症状が出てくることが多いです。特に、膵臓の頭部と呼ばれるファーター乳頭に近い部分でがんが発生すると、胆汁の通路である胆管もがんによって閉塞することから、黄疸が出たりします。

また、がんが大きくなってくると周囲の組織を壊していきます。ランゲルハンス島に悪さをして、糖尿病をいきなり発症したり、急に悪化した、というようなことで気づく場合もあります。膵臓を越えてがん細胞が広がると、そこには感覚神経がたくさんあるために、痛みが出ることも。膵臓がんは、おなかの奥、つまり背中側にある臓器なので、強い背部痛や腰痛が出ることがあります。

膵臓がんの治療

膵臓がんの画期的な治療法は、見つかっていないのが現状です。膵臓がんの代表的な組織型である膵管癌は、スキルス胃癌に特徴が似ています。癌細胞の周囲に間質の足場を作りながら広がるタイプのものが多く、見つかったときには膵臓の周囲に浸み込むように広がり、しかも癌の間質が硬く、周囲の臓器に食い込み、手術が全くできないことも多いです。その上、間質が多いため、抗がん剤が癌細胞そのものに届きにくいといった問題もあります。

また、手術もとても大規模なものになります。膵臓の頭部側にできた癌の場合は、膵臓の頭部と十二指腸や胆嚢をすべて一緒に摘出する手術になります。

膵臓の尾側にできた場合は、その横にくっついている脾臓という臓器と一緒に摘出します。膵臓をすべて摘出すると血糖コントロールができなくなるため、手術後の血糖値の管理が大変になります。患者さんにとって負担の大きい手術になるので、手術をするかどうか、という点に関しても悩ましいのが、膵臓がん治療の現状といえましょう。

胆道がんって？

胆汁の通り道の胆管はファーター乳頭に開口しますが、その直前は膵臓にくっつくように走行しています。胆管にも癌ができることがあり、これを胆管がんといいます。形も構造も膵管がんとそっくりなことが多く、予後も膵臓がん同様に不良です。

胆管がんも、ファーター乳頭に近い部分に発生した場合は、膵臓がんと同様の手術が行われます。そのため、膵・胆道系のがん、として一緒くたに考えられることも多いです。

図鑑7.
肺のがん(肺癌)

性格違えば、戦略変わる

おぐら先生、肺癌取扱い規約って最近変わりましたか。

あ、最新版が出たよ。ずいぶん組織型が変わっているから驚くと思う。

いや、そうなんですよ。産休していた間にものすごく変わっちゃって、浦島太郎状態です。まともに肺がんの病理診断ができなくなっていて、どうしようって焦っています。

これは、私の後輩のあすみちゃんが3人目のお子さんの産休後、復帰して間もない頃の会話です。

あすみちゃんは12年目の病理専門医。私にとってあすみちゃんはママ病理医として同志であり、大切な妹のような存在です。そんなあすみちゃん、3回の職場復帰の中で、今回がいちばんつらそうにしていました。

なぜか。彼女が３度目の産休を取得していた期間、病理診断を取り巻く状況がかなり変わったからです。ここ数年、私たち病理医が働く臨床現場に、ゲノム研究の成果による影響が一気に押し寄せました。様々ながんの遺伝子異常が解明され、それをターゲットとした治療薬が次々登場したのです。

その流れで、病理診断も改革を余儀なくされています。私たちが日々診断の参考にしているＷＨＯ分類やがん取扱い規約がどんどん改定され、組織型から名称が変更されました。組織型が変更されるということは、平たくいうと病名が変わる、ということです。

最近は、医師を志す女性が増えましたが、母となった女性医師がキャリアアップを考える中で、妊娠・出産というインターバルをどう乗り越えるかは切実な問題です。これだけ医療の進歩が速いと、職場復帰はとても大変になります。

肺がんは近年、乳がんとともに最も診断も治療も進歩したがんといえます。いずれも患者数が多く、研究がさかんであるからです。

２０１８年に本庶佑先生がＰＤ－１の発見でノーベル生理学・医学賞を受賞されましたが、このＰＤ－１をターゲットにした免疫療法薬が肺がんの治療を大きく変えました。このことについては、のちほど説明します。

では、肺がんにはどんな種類があるのでしょうか。代表的な組織型を説明していくとしましょう。

あ、その前に……肺がんの原因として有名なのは？　そうです、喫煙ですね。喫煙は、肺がんに限らずほとんどのがんの危険因子です。喫煙歴が長ければ長いほど、がんのリスクが増します。肺の場合は、がんだけではなく、たばこの有害物質によって肺の構造が壊れていきます。それらは、肺気腫をはじめとした慢性閉塞性肺疾患（COPD）と呼ばれる疾患として知られています。

まずはそれらの病気について、正常の肺の構造と比較しながら観察してみましょう。

正常な肺

肺は、呼吸によって伸び縮みを絶えずしている臓器です。成人では、1分間で15回前後、伸びて～縮んで～を繰り返します。息を吸うと横隔膜が下がり、胸腔が広がることによって、肺も一緒に大きく膨らみます。これは、胸腔の中が陰圧であるためです。吸い込んだ空気は、無数の肺胞の中にくまなく行き渡ります。

空気のいちばん大きな通り道は気管ですが、気管は二股に分かれて気管支となり、

気管から肺胞へ

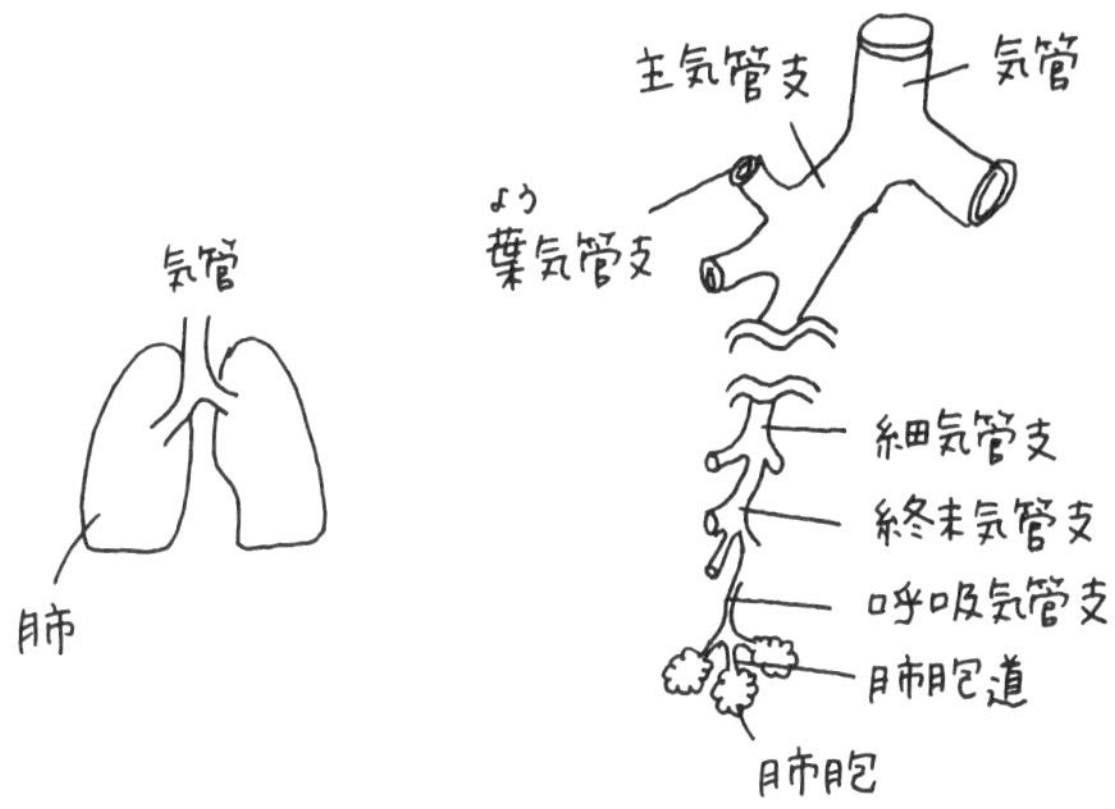

細気管支、終末気管支、呼吸気管支、肺胞道という順番で細かな枝分かれを繰り返し、ついにはガス交換の場である肺胞に達しています。

肺胞はぶどうの房のような小部屋の形をしていて、肺胞の壁は薄く、肺胞の壁と肺胞内の空気が接することによって、酸素の取り込みと二酸化炭素の吐き出しが行われているのです。肺は容積に比べて軽く、とても繊細な臓器です。

実際、肺胞は左右の肺を合わせて、6億個ともいわれています。

肺胞を顕微鏡で観察すると、164ページの図のような形に見えます。イメージは、学生寮か図書室にある仕切りのある読書スペースでしょうか。

真ん中の部分、みんなで集まるリビングルームのような空間が肺胞道。そして、そこからいくつものの個室がつながっていて、その個室が肺胞というわけ

正常な肺と肺気腫の肺胞

◆正常

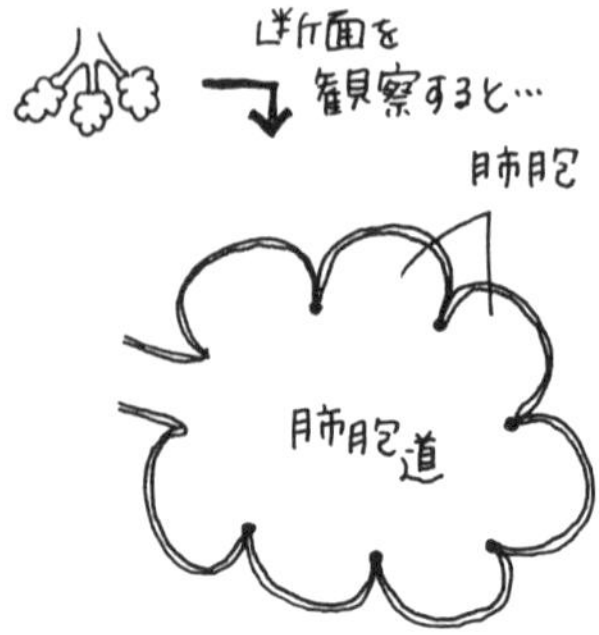

◆肺気腫

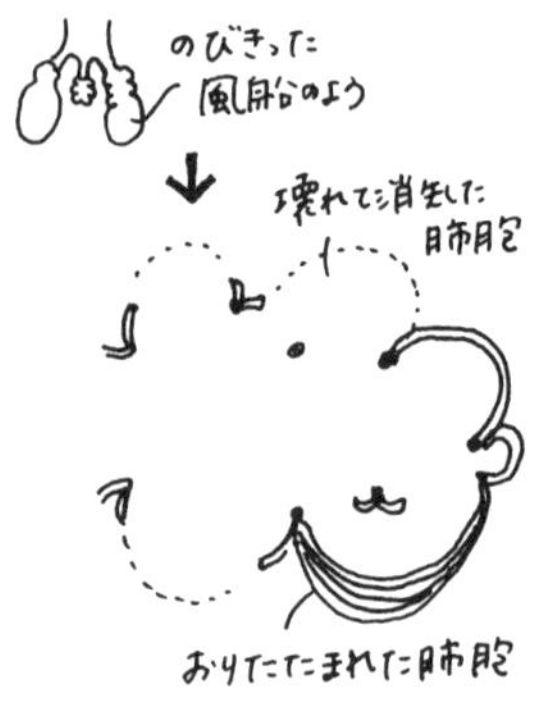

です。効率よくガス交換がなされるような構造になっています。

さて、この肺胞の壁には弾性線維という弾力に富んだ線維が含まれていて、まるで風船のように伸び縮みします。弾性線維が切れてしまうと使い古した風船のように伸びたままとなり、空気がうまく入らない場所となってしまうのです。当然、酸素と二酸化炭素の交換をすることはできません。

たばこを吸うと風船が破裂する

たばこを吸うと、肺胞は壊れていきます。顕微鏡で観察すると、肺胞道を取り囲むように規則正しく並んでいた肺胞は見る影もありません。厚くなったり、肺胞がしぼんで折りたたまれた組織が頼りなく、空間の中に浮いているように見えます。これでは、効率的なガス交換はできません。高度の肺気腫は、このような状態になります。

喫煙は、肺気腫の最大の原因になります。症状は咳や痰、息切れなどですが、慢性気管支炎と合わせて、ＣＯＰＤと呼ばれています。これは、肺への空気の流れが悪くなる病気です。

喫煙者の場合は、肺気腫と慢性気管支炎が併存していることも少なくありません。空気が気道を通りにくくなりますし、いったん肺胞まで空気が到達しても、今度は弾力を失った肺は空気を吐き出す力も弱くなり、その両方が影響して肺への空気の流れが悪くなります。

ご存じの方もいらっしゃると思いますが、喫煙とＣＯＰＤ（そして肺がん）の関連を示す数値として、「喫煙指数」があります。

「喫煙指数」＝１日に吸うたばこの本数×喫煙している年数

喫煙指数が７００を超えるとＣＯＰＤ、そして肺がんの危険性が高くなります。

ついに「がん」になる

肺がんは、日本においてもまた米国においてもがん死因のトップです。現在ではゲノム解析もかなり進み、重要な遺伝子変異（ドライバー遺伝子）もいろいろと解明され、その遺伝子変異にターゲットを絞った治療薬の開発もどんどん進んでいます。そのため、病理診断に求められる診断の精度も高まるばかりです。

肺癌は、まず小細胞癌と非小細胞癌に大別されます。「小細胞癌って何？」と思われるかもしれませんね。小細胞癌は、肺癌の組織型の一つで、まさに腫瘍細胞が小さいことから、小細胞癌と命名されています。

実は、この小細胞癌、予後が不良で、ほかの組織型のがんと比較して、有効な治療薬も見つかっていないのが現状です。基本的に手術ではなく、まずは抗がん剤治療を行うことが多いのです。治療方法もほかの肺がんと大きく異なるために、まずは小細胞癌なのかそうでないのかを、きっちり分けることが大切です。

非小細胞癌の中には、腺癌と扁平上皮癌があります。どちらにも似ていない低分化の癌もありますが、それはまれです。

腺癌と扁平上皮癌は、大きさにもよりますが、基本的には手術による治療がまず試みられます。手術後の抗がん剤治療の方針が変わってくるため、やはり腺癌と扁平上

楕円形の核が目立つ小細胞癌

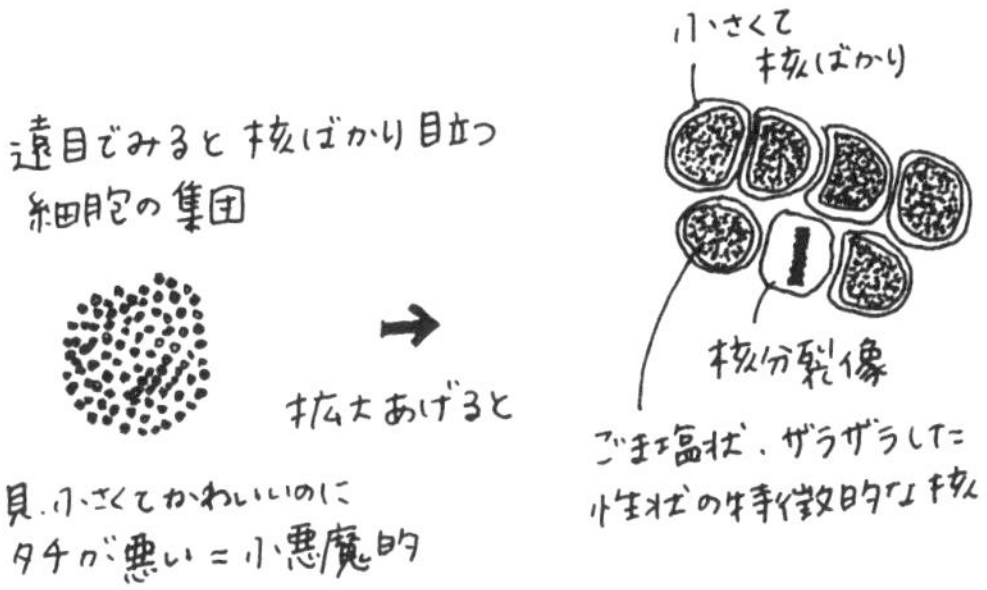
遠目でみると核ばかり目立つ
細胞の集団
拡大あげると
一見、小さくてかわいいのに
タチが悪い＝小悪魔的
小さくて
核ばかり
核分裂像
ごま塩状、ザラザラした
性状の特徴的な核

皮癌をしっかり分類することが病理医に求められており、最近は、通常のHE染色標本以外に、腺癌と扁平上皮癌それぞれに特有の抗体を用いた免疫染色という染色を合わせて行うことが多いです。その結果と合わせて、腺癌か扁平上皮癌かの診断をくだすことが求められるようになっています。

ほかにもたくさんの組織型があるのですが（肺がんに限らず）、代表的なものだけを紹介していきます。

小細胞癌

先ほどお話ししたように、癌細胞が小さいのが特徴です。特に細胞質の部分がほとんどなく、核ばかりという特徴を有しているため、無数の癌細胞がぎっしり詰まっているように見えます。楕円形の核ばかりが目立つ癌細胞です。核がとてもやわらかいため、隣の細胞の形に合わせるように（まるでアンパンが

肺癌の大部分の「腺癌」

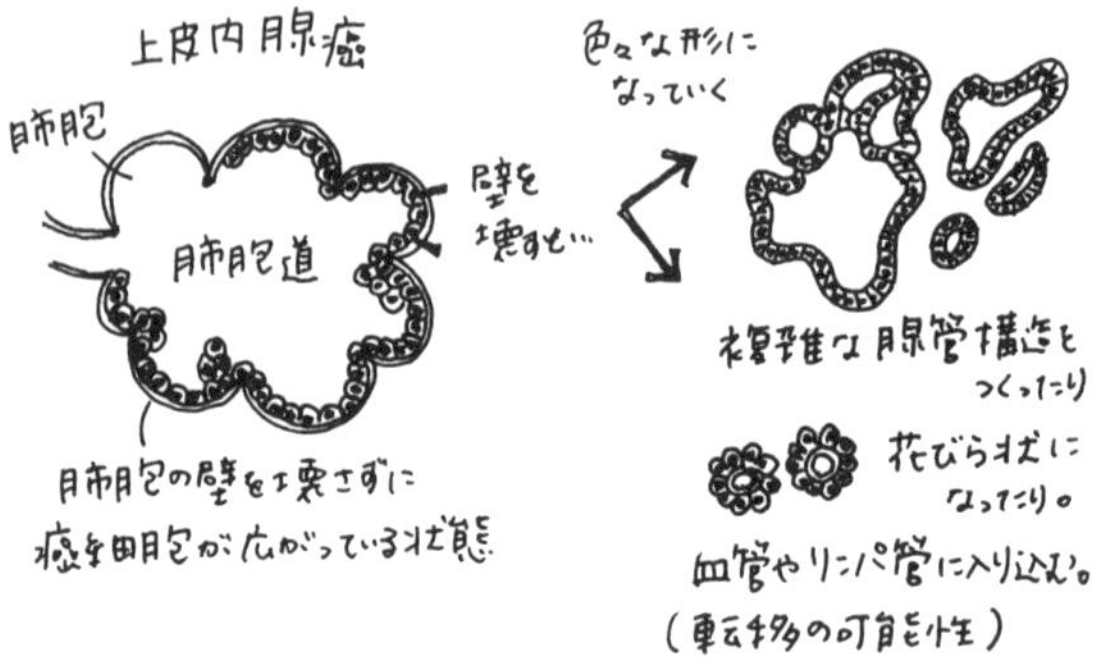

つぶれるように）ゆがみ、「木目込み配列」と呼ばれています。

拡大率を上げると、毛虫のようなげじげじした黒っぽいものが見えますが、これらは核分裂像です。核分裂の際に見える染色体が、毛虫のように見えます。とても増殖する能力の高い癌細胞です。

腺癌

肺癌は、肺胞の「腺」上皮から発生するので、大部分は腺癌になります。最初は、肺胞の壁をつたうようにして、癌細胞が広がっていきます。この段階（「上皮内線癌」という状態）で見つかると、完全に治すことが可能です。

癌細胞が増殖していくと、肺胞の構造が壊れて、肺胞がつぶれていきます。そして、次第に空気が全く入らない部分ができていきます。

シート状に広がる扁平上皮癌

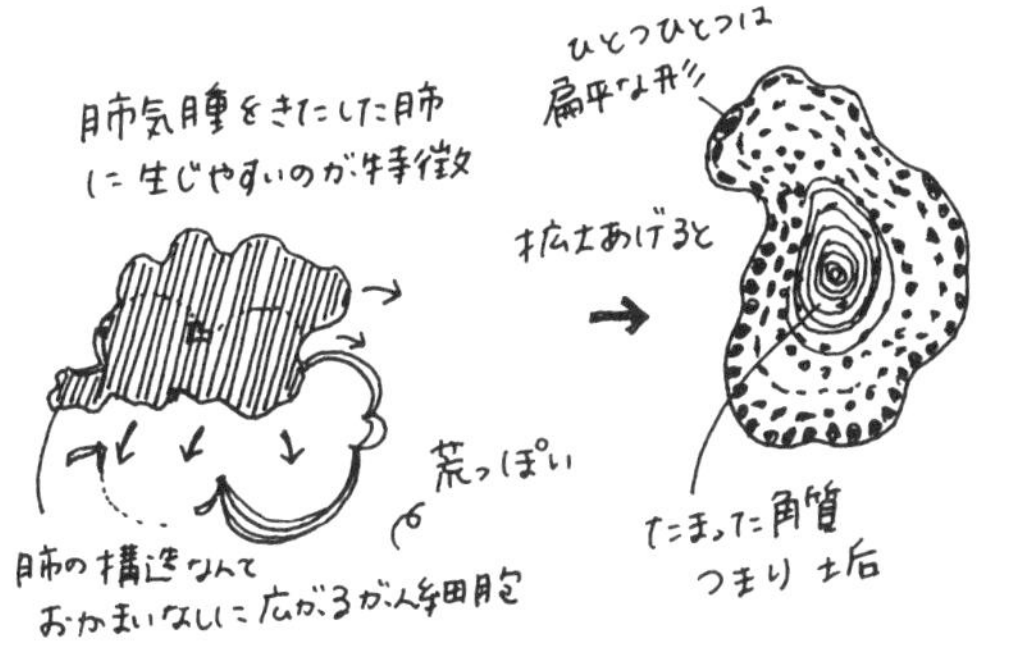

腺癌は、管が連なるような形をしていたり、花びらのような形になったりします。腺癌細胞は、進行すると肺胞の構造を壊し、肺胞の壁の中の血管やリンパ管の中にも入り込み、肺の別の部分やほかの臓器に転移したりこともあります。

扁平上皮癌

肺胞は腺上皮なのに、なぜ腺癌だけではなく、扁平上皮癌も発生するのでしょうか。

実は、喫煙などで慢性の炎症が続くと、肺胞上皮や末梢の細い気管支の上皮、いずれも腺上皮ですが、これらが刺激に強い扁平上皮に変身します。これを扁平上皮化生《かせい》といいます。この扁平上皮化生細胞から扁平上皮癌が発生するといわれているのです。肺胞の構造を完全に破壊し、べたっとシート状に広がるのが、扁平上皮癌の特徴です。

真ん中に渦巻きのような、玉ねぎの輪切りのように見える部分がありますが、これは角化です。角化とは垢になること。皮膚の扁平上皮は、生理的に角質層、つまり垢が形成されますが、なんと肺の扁平上皮癌も垢を作ることがあるのです！

肺がんと分子標的治療薬・免疫療法薬

ここで呼吸器外科医、ばんの先生をご紹介します。

熱血外科医のばんの先生は、術中迅速診断の結果が待ちきれずに私たちが診断している部屋に手術着のまま登場することもありますし、手術室にいる先生に病理診断を伝えに行くと、「やっぱり、スモール（小細胞癌）でしたか～！」と、その感動を言葉と表情で見せてくださいます。病理医の意見を熱心に聞いてくださり、個々の患者さんにベストな診断と治療を模索していく一途な姿勢は、医師として学ぶところがたくさんあります。

ばんの先生は、後輩の指導も熱心です。防衛医科大学校出身のせいか、何かと軍事メタファーを使って様々なことを説明してくれます。肺がんの従来の抗がん剤と分子標的薬と免疫療法薬の違いも、軍事メタファーによるばんの先生の説明がとてもわかりやすかったので、紹介しますね。

従来の抗がん剤は、ばんの先生の喩えによると、「空からの絨毯爆撃」であり、とにかく上空からズダダダ～と打ちまくる。敵も味方も区別なしに攻撃をする、荒っぽい方法です。当然、正常細胞のダメージも大きくなります。

一方、分子標的薬は「狙撃兵による攻撃」。これは、敵の特徴を熟知した狙撃兵が、その特徴を持った敵を狙い撃ちする方法です。正常細胞へのダメージはかなり減りますが、ときに銃が暴発して、思いがけない副作用が出ることも……。

そして、最近話題の免疫療法薬。こちらは、いってみれば「警官や自衛官の攻撃性を高める方法」。敵は生き延びる方法をなんとか考え、警官や自衛官に賄賂を渡して、攻撃を弱めてもらおうとするのですね。この賄賂の受け渡し現場を直撃し、「ちょっと待て、お前は本当にそんなことをやっていていいのか？」と、警官や自衛官の良心を目覚めさせ、真面目に任務にあたってもらう。そんな仕組みになっているのが、免疫療法薬です。

いかがでしょうか（笑）。イメージが浮かんだところで、専門的な説明に入ります。

抗がん剤治療の歴史は、世界大戦中に毒ガスとして使用されたナイロジェンマスタードを用いた研究にさかのぼります。1950年代～60年代には、現在も使用されている抗がん剤が次々と開発されます。先ほど、小細胞癌は予後が不良だとお話ししましたが、小細胞癌の抗がん剤治療は、いまだにこの時期に開発されたプラチナ製剤（シスプラチン）が主に使われています。ただ、遺伝子レベルの研究が加速しているため、小細胞癌に対する新薬の登場が期待されています。

ちなみに、これらの抗がん剤は殺細胞性抗がん剤と呼ばれ、がん細胞も正常細胞も傷害されます。基本的に細胞が分裂する際に効果を示すため、増殖スピードの速いがん細胞のほうが細胞分裂の頻度が高いので、ダメージが大きいのです。しかし、正常細胞も一定のリズムで細胞分裂はするので、ダメージを少なからず受けます。

1990年代末に、いよいよ分子標的薬が登場します。分子標的薬とは、まさに「分子標的」であり、細胞増殖に関与する特定の分子をターゲットにした抗がん剤です。そのがん細胞だけが持っている分子に作用するため、副作用、毒性が少ないことが期待されています。

最も開発が早かった分子標的薬は、1991年に米国で創製された、リツキシマブという薬です。分子標的薬の中でも抗体薬という薬に分類されますが、リンパ腫の一部（CD20というBリンパ球のみに発現している分子を持ったリンパ腫）の治療薬として現在でも使用され、ベストセラー薬です。

それ以外に低分子薬として分類されているのが、白血病の項目で少し説明したイマチニブ（商品名：グリベック）や肺がんで有名なのがゲフィチニブ（商品名：イレッサ）です。イレッサという名前は耳にした方も多いと思いますが、肺腺癌の治療薬として登場したものの、間質性肺炎の重篤な副作用の報告があり、分子標的薬が必ずしも毒性が高くないとはいえないのではないか、という議論になったことがありました。今では、これら以外に実にたくさんの分子標的薬が開発されています。

さて、免疫療法薬です。免疫療法薬は、肺がんがほかのがんの治療をリードしている分野です。最初に日本に登場したのがニボルマブ（商品名：オプジーボ）という薬で、ヒト型抗ヒトPD－1モノクローナル抗体というものです。

PD－1というのは、細胞傷害性T細胞というリンパ球の表面にある受容体のこと。がん細胞にあまりに接していると、このT細胞の表面にPD－1がどんどん増えていき、T細胞が疲れてしまうんですね。

さらに、がん細胞のほうもPD－1受容体（PD－L1とPD－L2がある）というT細胞の攻撃を回避するシグナル（受容体）を出します。PD－1とPD－1受容体が結合すると、T細胞はがん細胞への攻撃を止めてしまいます。これは、「免疫寛容」と呼ばれるものです。

このニボルマブという薬はPD－1にくっつき、がん細胞が持つPD－1受容体が結合するのを阻止します。すると、T細胞が元気を取り戻し、がん細胞を攻撃し出すのです。

このニボルマブは現在、StageⅣ期の末期の肺がん患者さんに使われています。とてもよい薬で、末期がんでもこの薬で延命できる患者さんがとても増えました。最近は、別の免疫療法薬も登場しています。

2012年頃から、肺の腺癌、扁平上皮癌および小細胞癌の包括的ゲノム解析が行われ、発がんに大きく関与しているドライバー遺伝子が次々と検出されました。

肺の腺癌と扁平上皮癌の治療は現在、従来の抗がん剤、分子標的薬、免疫療法薬を組み合わせて行われていますが、原則、手術できる場合は、手術がいちばん最初に行われる治療法です。残念ながら再発してきた場合には、それぞれのがん遺伝子の特徴によって、治療薬が選択されています。

病理医は現在、各々のがん細胞がどんな遺伝子的な特徴を有しているかを確認することまで求められるようになりました。また、創薬には至っていませんが、RNAレベルの異常やエピゲノム異常の研究も進んでいます。これからの病理医を取り巻く病理診断環境も、大きく変わっていくと思います。

【上級編】今、着々と研究が進む Drug Delivery System

これからのがん治療は、どうなっていくのでしょうか。今、研究が着々と進んでいるのがDrug Delivery System（DDS）についてです。

今まで、分子標的薬や免疫療法薬について説明してきましたが、これらの薬が効果を発揮するのは当然、適量の薬剤がきちんとがん細胞に届いたときです。でも実際、人間の身体の中で薬剤がしっかりとがん細胞に届いて、その効果をいかんなく発揮しているかどうかを判定することはとても難しく、効果が不十分な際は、何かが邪魔をして届いていないのではないか、ということを考慮する必要があります。

がんを取り巻く微小環境は、正常の部分とかなり異なることがわかっています。がん細胞に栄養を届けるために作られる血管もありますが、新しく作られたがん近傍の血管の性質は、通常の部位の血管とは構造が異なります。

また、がん細胞の周囲にはがん細胞の増殖の足場となる間質と呼ばれるコラーゲンが生成されるといわれていて、このコラーゲンによって薬剤が届きにくくなっている場合もあります。

最近では、これらのがんを取り巻く微小環境に着目するＤＤＳについての研究がさかんに行われ、抗がん剤をがん細胞に着実に届ける役目を担う新薬の開発が進んでいます。一部では臨床応用され、臨床試験中の薬剤もいくつかあります。まさに、がん治療の研究は日進月歩です。

番外編 何に似ている?

類似相似がん図鑑

中高生を対象とした病理診断体験セミナーで、
本格的な病理診断体験の前に「お野菜ワーク」という
準備運動をしてもらっています。10種類の葉物野菜を見た目で
分類する方法を考えるワークですが、この準備運動をすると、
本物の病理診断に向かうハードルが低くなるようです。
病理診断もお野菜診断とアプローチは同じで、まずは見た目から!
そして、そこに医学的な根拠を与えていくのです。というわけで、
ここでは、がん細胞の形と世の中の全く別の何かを、「似ているね!」の
ノリで並べてみた「見立て」コーナーを作ってみました。
理屈を考えずにお楽しみください。

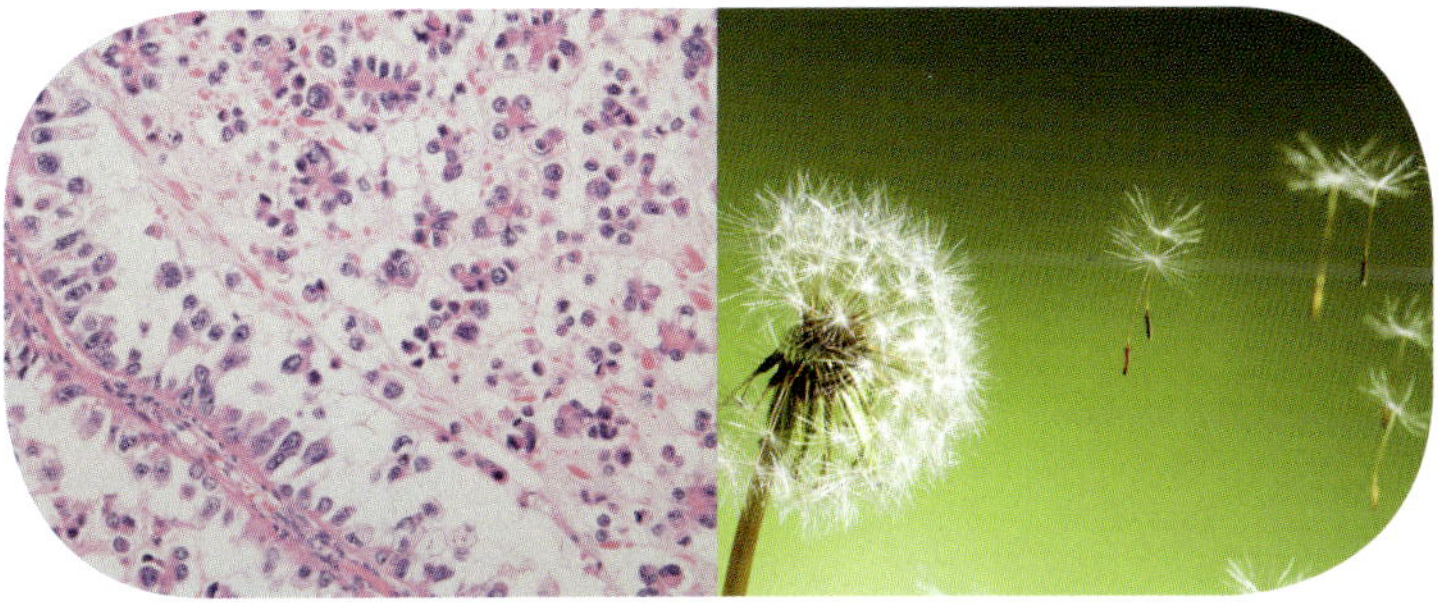

卵巣の明細胞癌　たんぽぽの綿毛のように浮遊していくがん細胞

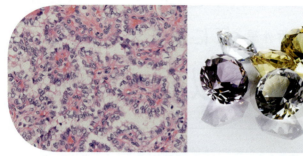

甲状腺の乳頭癌　ちょっと宝石に似ている？ すりガラスのような核を持つ甲状腺の乳頭癌

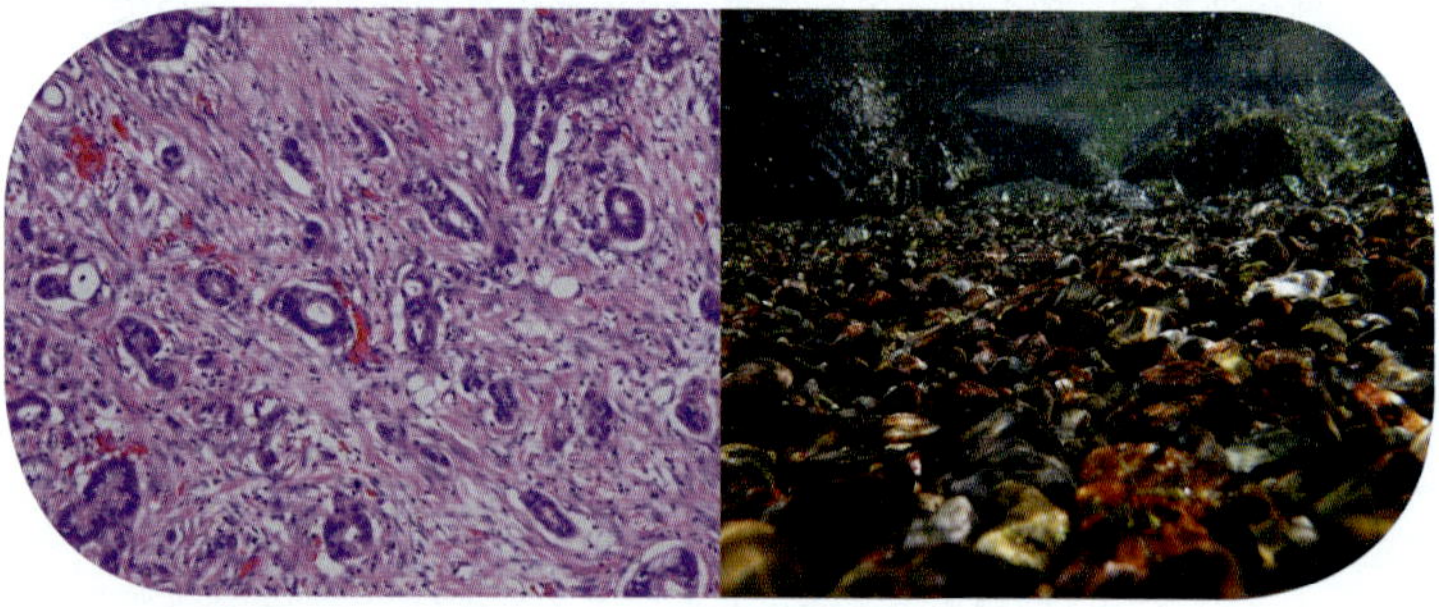

膵臓の中分化型管状腺癌　流れる水越しに見える小石のよう。膵管癌

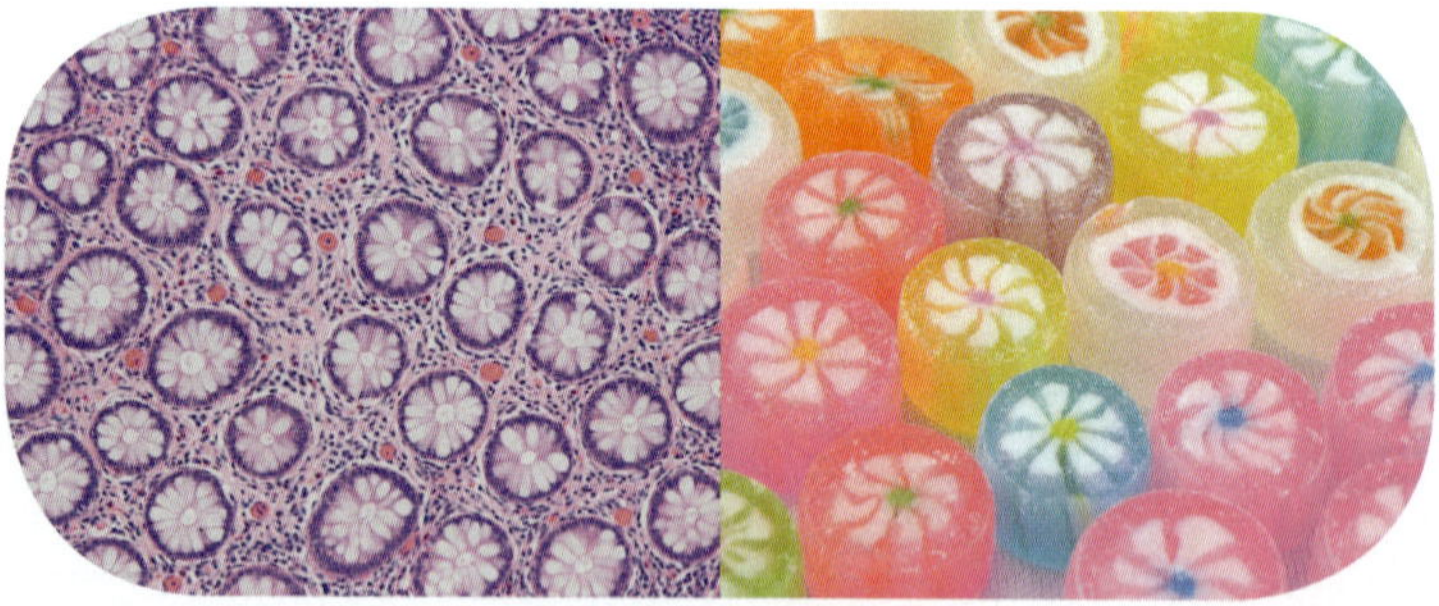

正常大腸粘膜　金太郎飴っぽい

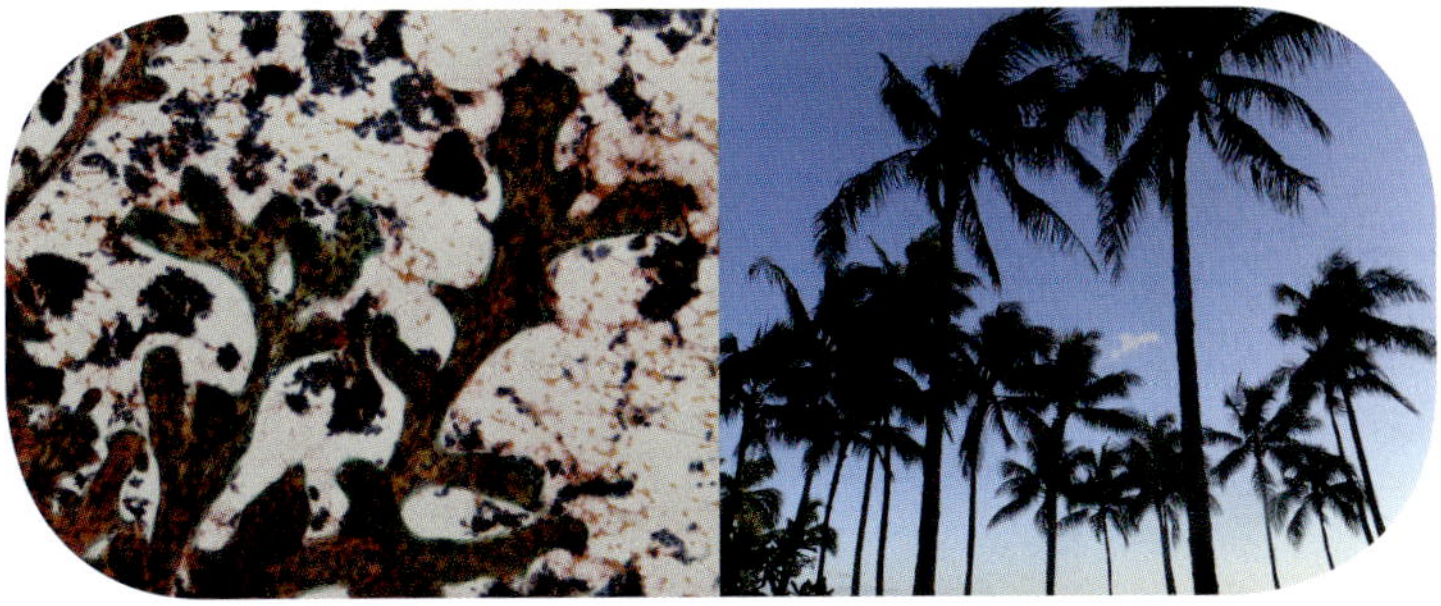

乳腺の乳管内乳頭癌　ヤシの木みたい。にょきにょき伸びる乳がん

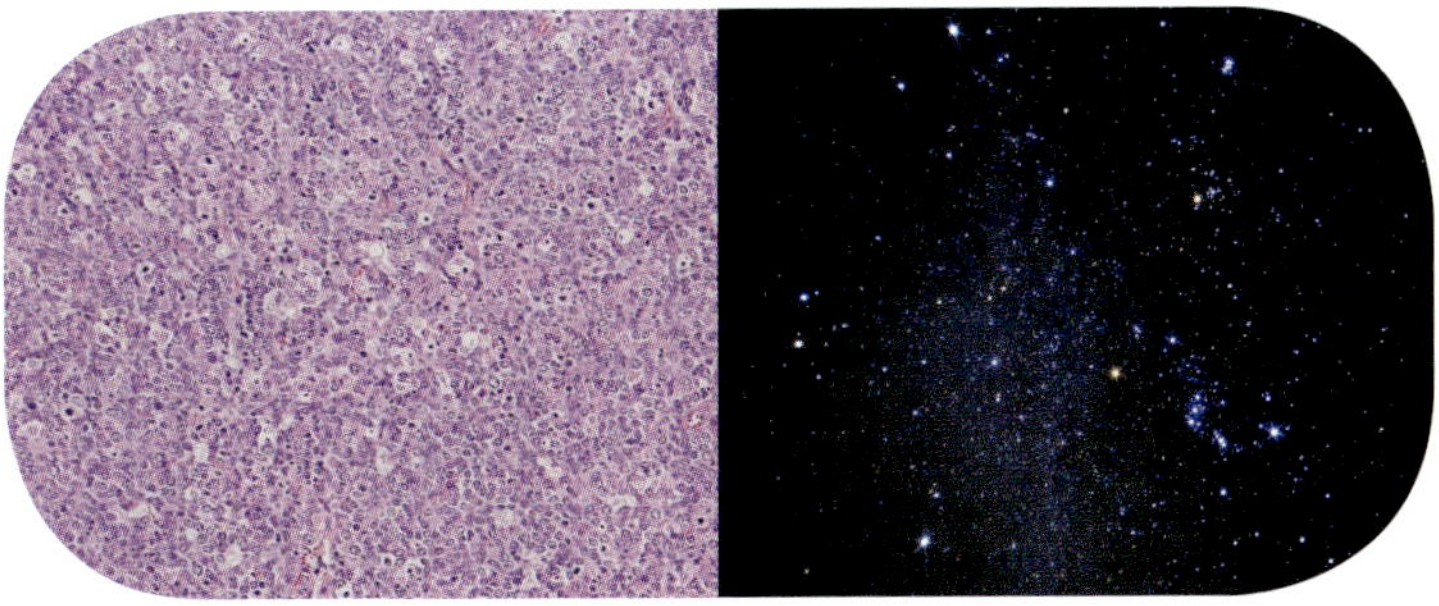

リンパ腫　まるで星が瞬く夜空

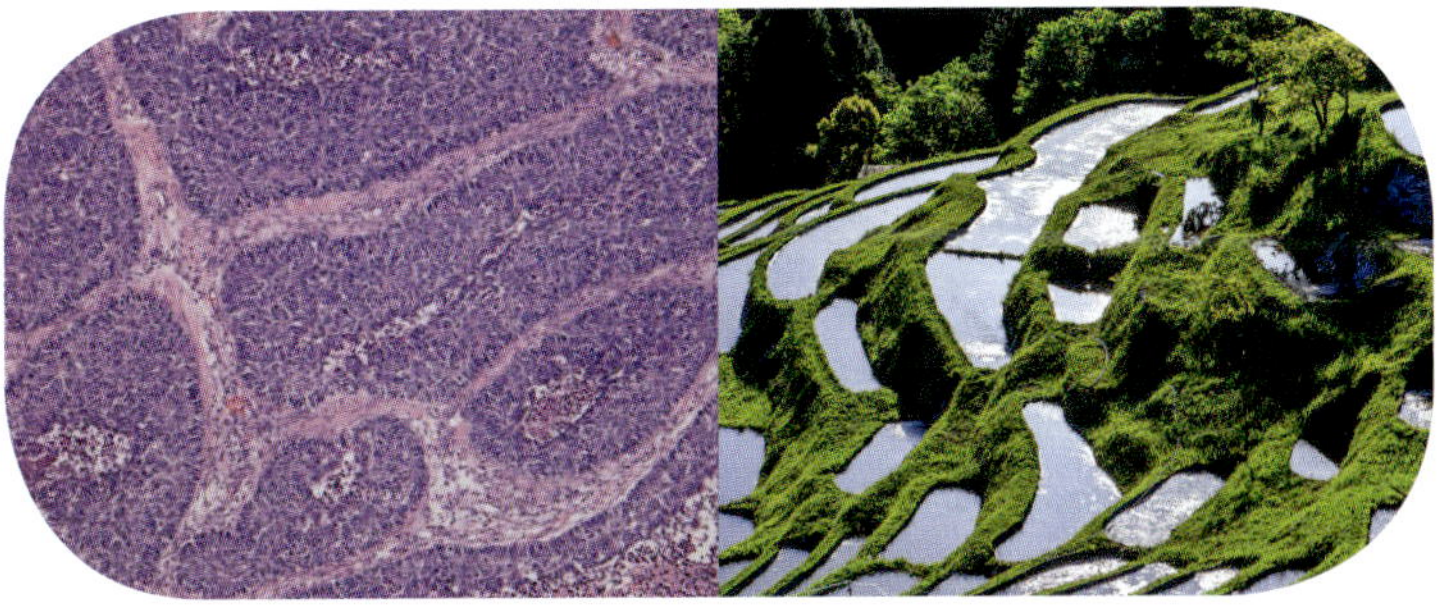

肺の扁平上皮癌　棚田っぽい。一見平和に見える肺がん

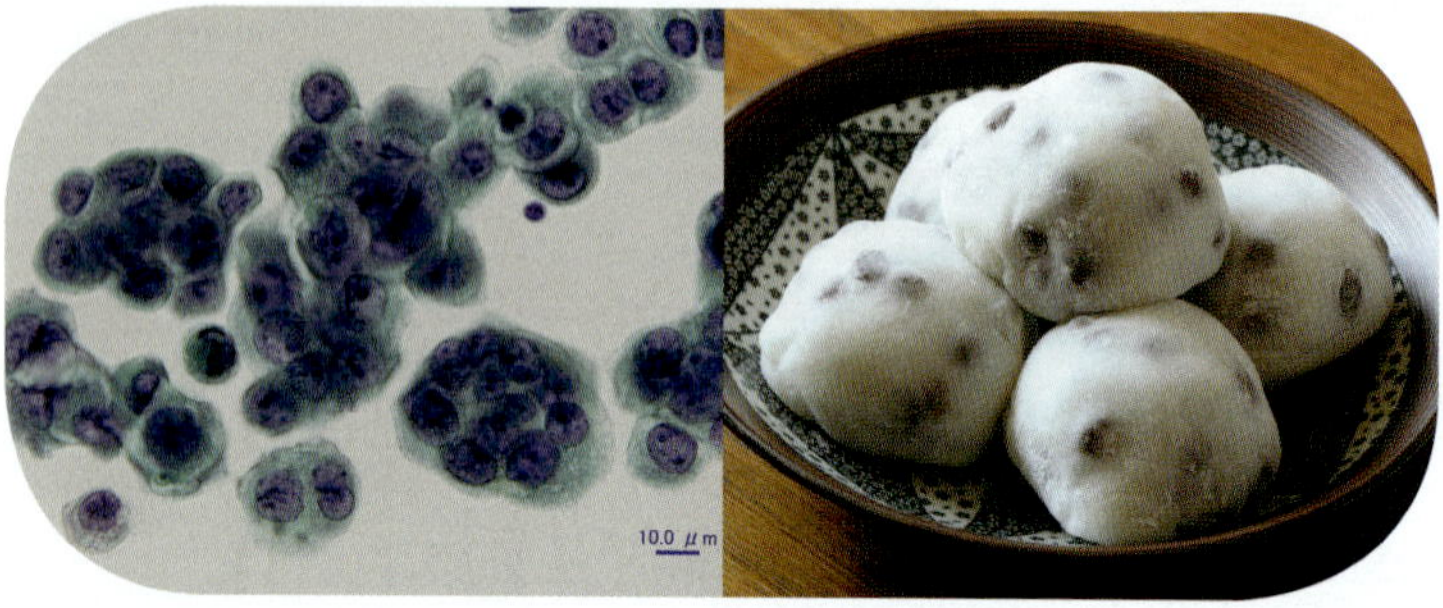

胸水中の悪性中皮腫（アスベスト吸入が原因となる胸膜にできる悪性腫瘍）
ちょっと強引？　豆大福に見えませんか？

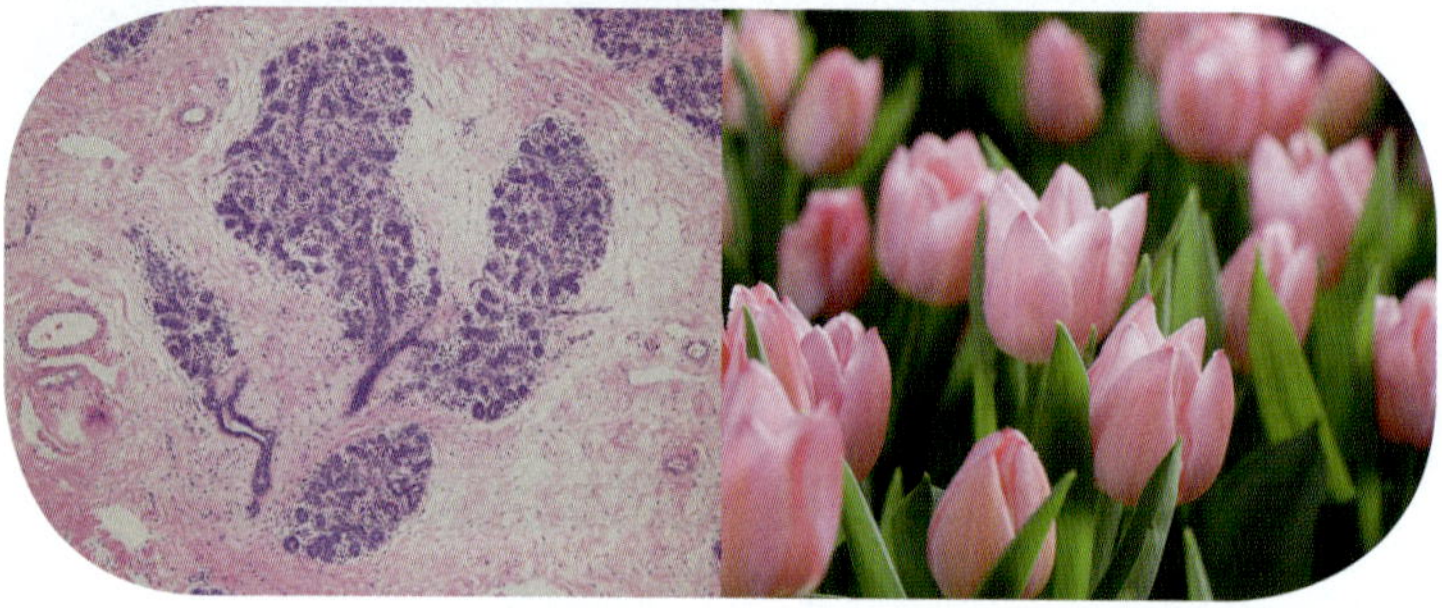

正常の乳腺構造　愛らしいチューリップに見える乳腺の基本の構造

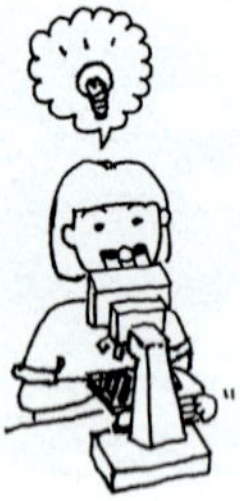

病理診断は
「見立て」から
始まるのですね！

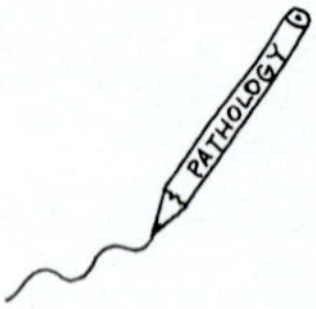

写真：photolibrary

III

がんの病理図鑑 2

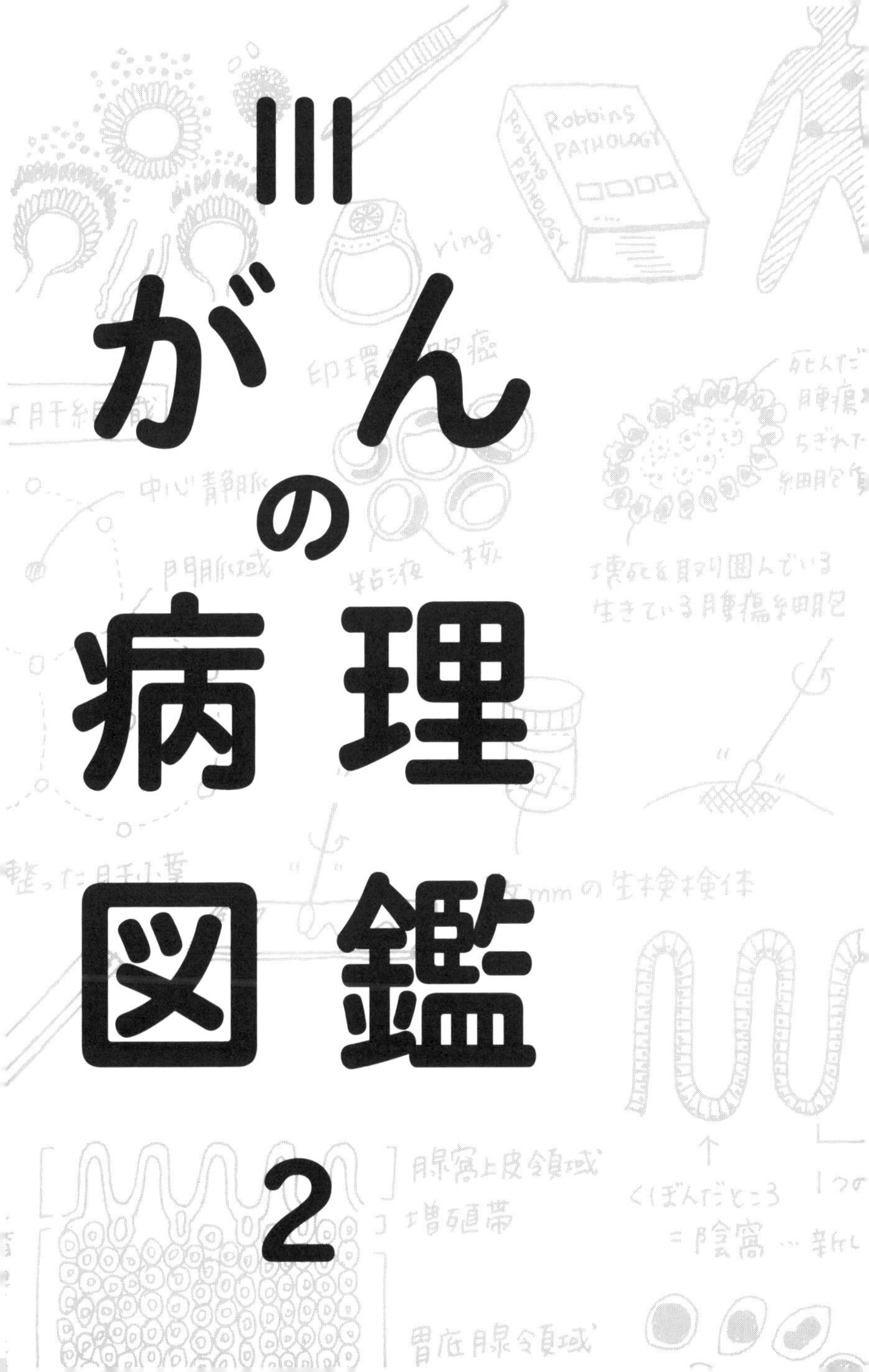

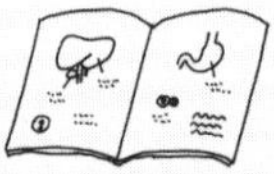

プチ病理学講義 6

ホルモンとがん

がんにも性差、あるのです

ホルモンで大きくなるがん

男女平等が社会的なテーマになることも少なくありませんが、身体の構造は当然、男女で異なります。男性は絶対に子宮がんや卵巣がんに罹患することはないですし、女性は前立腺がんや精巣がんにかかることはありません。ここには絶対的な性差が存在します。こういった性別特有のがんには、ホルモンが関与していることが多いです。

これらのがんに対しては、ホルモン治療が行われることもあります。ここでは、ホルモンが関与する男女それぞれに特有のがんや、その他の疾患について、説明します。

子宮がんには、体がんと頸がんがあります。体部は子宮の奥の部分、頸部は子宮の入り口の部分です。女性ホルモンが関わるのは体がんで、頸がんの多くは、ヒトパピローマウイルスが関与していることがわかっています。

子宮体がんは内膜癌とも呼ばれ、内膜の上皮から癌が発生します。女性ホルモンが関わっている癌とそうでない癌の二つに大別され、前者のほうが比較的若い方に発生し、予後が良好です。エストロゲンが癌細胞の増殖に関与するため、エストロゲンが高値であることが危険因子となります。一度もお産を経験したことのない方や閉経の遅い方、また、肥満の方はリスクが高まるといわれています。

早期のがんはほとんど症状がないことが多い中、子宮体がんは不正出血といった症状が早期から出る場合も多いので、もし月経と異なる出血があれば、婦人科を受診することをおすすめします。

子宮体部にできる頻度の高い疾患として、子宮筋腫があります。子宮筋腫の正式な病理診断名は、「平滑筋腫《へいかっきんしゅ》」です。これは子宮の平滑筋という筋肉がもりもりと発育して腫瘤を形成する非上皮性の良性腫瘍です。

平滑筋もエストロゲンが関与して増殖します。よって、偽閉経療法といって、身体の中のエストロゲン分泌量を下げることで平滑筋腫を小さくさせる治療法が行われることが多いです。ときに悪性腫瘍が発生することがあり、これを平滑筋肉腫といいます。

注意が必要な内膜症

腫瘍と異なりますが、頻度の高い疾患として、「内膜症」という疾患があります。これは、卵巣や骨盤の壁や腸管の表面などに、本来子宮体部に存在するはずの内膜が迷入する病気なので、「異所性内膜症」と呼ばれます。ときに、子宮の筋肉の中に内膜が入り込む場合があり、これを「子宮腺筋症」と呼びます。月経のたびにその場所で出血を生じ、逃げ場のない古い血液が留まり、周囲の組織と癒着を起こし、痛みが生じたりします。

まれに、月経随伴性《ずいはんせい》気胸《ききょう》といって、横隔膜や肺の表面に内膜組織が迷入し、月経のたびに気胸（肺の表面に小さな穴が開き、肺が虚脱してしまうことにより呼吸困難が生じる疾患）を引き起こす場合があります。

卵巣に生じると、古い血液が卵巣の中に溜まって、チョコレート嚢腫《のうしゅ》（古い血液が茶色になって、まるでチョコレートのように見える）という状態になります。古い血液が留まった袋のようなものができてしまうのです。厄介なのは、このチョコレート嚢腫が卵巣がんの発生場所となる危険性があることで、内膜症はがんの予防のためにも、きちんと治療をすることが大切です。

前立腺がんとPSA

一方、男性特有のがんの代表例は前立腺がんです。

これは、男性ホルモンが増殖に関与しているといわれています。前立腺の疾患として頻度が高いものに前立腺肥大症があり、がんと同様に男性ホルモンの変化にその原因があるとされています。この疾患では、前立腺の真ん中を貫いている尿道を肥大した前立腺組織が圧迫することで尿が出にくいといった症状が出ますが、前立腺がんはほとんど無症状です。

前立腺がんはおとなしいタイプのがんが多く、寿命に全く影響しないがんもあるといわれていますが、一方で悪性度の高いがんもあります。よって、早期発見が重要であることは、ほかのがんと変わりありませんが、早期発見に有用な血液検査があります。前立腺特異抗原（PSA）という血液検査です。

前立腺肥大症といったほかの良性疾患でもPSA値が上昇することがありますが、がんの早期発見に非常に有用な血液検査ですので、男性は定期的にこの検査を受けることをおすすめします。PSA値が持続的に高い場合は、前立腺組織に針を刺して組織を採取し（針生検）、病理検査が行われます。

ホルモンを自ら作る腫瘍

ホルモンにより大きくなるがんの話をしてきましたが、ホルモンを産生する機能のある細胞が腫瘍化すると、ホルモンを作る腫瘍ができることがあります。良性腫瘍も含め、腫瘍となった細胞は基本的に自律的に過度に増殖する性質があるため、ホルモンも過剰に産生されることがあります。ホルモンが過剰に産生されると様々な症状が出るため、それぞれのホルモン特有の症状から腫瘍の存在が疑われることもあります。

ホルモンを産生する臓器として最も中枢にあるものが視床下部で、ほかに下垂体や甲状腺、副甲状腺そして副腎等々いろいろありますが、ホルモンを産生している細胞は全身に分布しています。

また、ホルモン以外にも神経内分泌物質といって、身体の機能を調節している物質を産生する細胞も無数に存在します。それらから腫瘍が発生することがあり、神経内分泌腫瘍と総称されています。この神経内分泌腫瘍だけに効く分子標的治療薬も開発されています。

それにしても、腫瘍って何種類あるんだろう……(遠い目)。疾患の勉強は本当にエンドレスです。

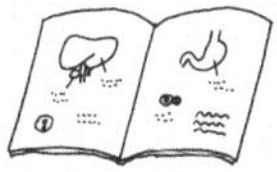

プチ病理学講義 7

ウイルスとがん

ウイルス感染でがんになる？

ウイルスが引き起こすがん

いよいよ最後の講義です。今回は、ウイルスとがんについてお話しします。

ウイルス感染は、ときとしてがんを引き起こすことがあります。感染による発癌の原因は主に二つあり、ウイルスの遺伝子が我々人間の遺伝子に組み込まれることによって遺伝子異常が生じ、細胞増殖の調節が効かなくなることに起因するもの、そして感染によって慢性的な炎症が生じ、細胞にダメージが生じることに起因するものがあります。直接的なものと間接的な原因があるのですね。

血液の悪性腫瘍の中には、ウイルスが直接的に発がんに関与しているもので有名なものがいくつかあります。

その一つが、成人T細胞性白血病です。日本では、九州地方に多い疾患です。

この白血病細胞は、flower cellと表現されるように花びらのような形をしたくびれの強い核を有することで知られているのですが、HTLV－1（ヒトT細胞白血病ウイルス1型）というレトロウイルスが発がんを引き起こすことがわかっています。母乳を介した母児感染や性行為、そして輸血による感染が知られています。

このウイルスのキャリアは日本では100万人以上いるといわれていますが、発症危険率は5％ほどです。発症リスクはそれほど高くありませんし、また「成人」と名前がついているように、発症するまでに何十年もかかるため、患者さんの平均年齢は57歳ほどです。

もう一つのウイルスが、EBウイルスというウイルスです。このウイルスは、リンパ球の悪性腫瘍であるバーキットリンパ腫をはじめとしたいくつかのリンパ腫のほか、胃癌や上咽頭癌の一部を引き起こすといわれています。

HTLV－1と異なり、EBウイルスはほぼすべての成人がキャリアです。つまり、ほぼ全員が感染しているということですね。幼い頃に無症状のままに感染していることがほとんどですが、思春期以降の初感染の場合、約半数で伝染性単核球《たんかくきゅう》症《しょう》という病気を引き起こすことで知られます。

EBウイルスは、Bリンパ球（一部、Tリンパ球やNKリンパ球）に感染し、普段は増殖することなく静かに潜伏しており、基本的にはおとなしいウイルスです。しかし、何らかの要因でウイルスの活動が活性化すると、宿主の免疫に異常をきたしたり、細胞増殖を促したりし、様々な悪性腫瘍や免疫系の疾患を起こすことがあります。

さらに、血液の悪性腫瘍以外の発がんウイルスとして、肝炎ウイルスと子宮頸部のヒトパピローマウイルスがよく知られています。肝炎ウイルスは、主にC型肝炎ウイルスが発がんに関与しています。ヒトパピローマウイルスについては、のちほどご説明しましょう。

また、ウイルスではなく細菌ですが、ヘリコバクター・ピロリ菌は胃に感染し、慢性炎症を引き起こしながら、胃がんの発がんに関与することが知られています。

生物と無生物の間にあるもの

人類の歴史は、まさに感染症との闘いの歴史であり、同時にウイルスとの共存の歴史であるともいえます。

ウイルスは、基本的に核酸（DNAやRNA）とタンパク質からなる小さな病原体であり、単独では生物としての要件である自己増殖能を持たず、寄生して初めて自己増殖を行います。そのため、しばしば「生物と無生物の間にあるもの」と表現されることもあります。

ウイルスは、自らの増殖のために私たちの身体の仕組みを利用し、ときにインフルエンザ感染症やエボラ出血熱など、重症の感染症や悪性腫瘍を引き起こす厄介なものです。

でも一方で、長い人類の進化の過程を見ると、私たち人類がウイルスから恩恵を受け続けてきているともいえます。

中屋敷均さんの『ウイルスは生きている』（講談社現代新書）には、ウイルスについての実に興味深い例が満載です。その中でも、哺乳動物における胎盤の形成に、様々なウイルス由来の遺伝子が関与していることが紹介されています。ウイルスの共生がなければ、胎盤も形成されず、哺乳動物の進化は全く違ったものになっていたかもしれません。

ウイルス自体の研究もまだまだ発展途上。そして、ウイルスによる発がんメカニズムもわからないことだらけです。発がんの仕組みがさらに詳細にわかってくると、それに対応する治療薬の研究が進んでくることでしょう。

図鑑8．乳房のがん（乳癌）

多様性を実感するがん

前立腺がんや子宮がんなど、性別固有の臓器のがんで性差があるのは当たり前ですが、男女どちらにもある臓器におけるがんで最も性差があるがんといえば、乳がんでしょう。全乳がん患者さんにおける男性の比率は、1％弱といわれています。

ただ、男性のみなさんは、油断しないでくださいね。男性の乳がんは、発見が遅れがちで予後が悪いといわれています。

男性の乳がんは、そのほとんどが乳頭の真下にできます。というのも、男性の乳腺は未発達なのですが、乳頭の真下にわずかな乳腺組織が存在するためです。女性でも乳頭の真下にできた人は、さわってもわかりづらく、発見が遅くなってしまう場所。ましてや、男性はまさか自分が乳がんに罹患するなんて思ってもいない、ということもあり、発見がさらに遅れがちになります。たまには乳頭の真下にしこりがないか、よくさわって確かめてみてください。

乳がんの特徴

さて、男性の乳がんは多くありませんが、日本における乳がん患者さんの数は増加の一途をたどっています。ほかの臓器のがんに比べて、30代から罹患率が増加し、まだ小さいお子さんがいるお母さん世代で乳がんにかかる人が少なくないのが、乳がんの特徴です。

もう一つ、ほかの臓器のがんと比較して、大きく異なる特徴があります。それは、さわって確認できるということです。1か月に一度、月経が終わった頃を目安にお風呂に入ったときなど、自分で乳房をさわってしこりがないか確かめる自己検診が、早期発見には大切です。ただ、しこりができないがんやわかりにくいがんもあるので、乳がん検診を年に一度は受診することをおすすめします。

乳がんの検診には、大きく二つの方法があります。マンモグラフィーと超音波検査です。いずれも長所と短所があるため、組み合わせて行うことが乳がんを見つけるという観点ではベストですが、まずは片方だけでも受けることがとても大切です。

マンモグラフィーは放射線を使った検査のため、通常の胸部X線検査やCT検査と同様に、わずかですが被爆することが欠点なのと、乳房を薄く押しつぶして検査をするので、かなり痛みがあることが難点です。組織の重なりがなるべくない状態で撮影をしないと、しこりが見えにくくなり、診断精度が下がってしまうのですね。

若くて授乳の経験のない女性は、乳腺が硬くてかなり痛いと思いますし、日本人女性は高濃度乳腺といって、乳腺組織が分厚く、どんなに頑張って痛みをこらえながら乳房を押しつぶして検査をしても、しこりが見えにくい、という場合があります。

その点、超音波検査は痛みもなく、高濃度乳腺であってもしっかりしこりを検出することができます。しかし、検査する医師や検査技師の技術的な力量や知識によって検査の精度が変わってしまうというところが、難しい点です。検査に慣れていないと見逃してしまう、ということもあるのですね。

となると、やはり両方の検査を受ける、というのがベストなのかなと思います。

乳がんの病理診断

マンモグラフィーや超音波検査で異常があった場合、精密検査が行われます。この精密検査が、病理検査にあたります。たいてい超音波で観察しながら、しこりの部分に針を刺し、細胞や組織を採取してきます。

乳がんの病理診断は、あらゆるがんの中で最も診断の難しいがんの一つといわれています。また、肺がんと同様に、形態を観察することをベースにした通常の診断に加え、遺伝子の異常に基づくがんの分子レベルでの特徴を検査し、その結果まで踏まえて病理診断をすることが求められています。

なぜ、乳がんの病理診断が難しいのでしょうか。

一つは、乳がんと非常に形が似ている良性の疾患が数多くあることが挙げられます。総称して乳腺症と呼ばれ、女性ホルモンをはじめとした何らかの要因によって乳腺を構成している様々な細胞が不均一に増える疾患です。それ自体は放っておいてもかまわない疾患ですが、しこりができたり、痛みが生じることもあります。ときに乳がんと区別するのが、臨床的にも病理学的にも難しかったりします。

もう一つの理由は、乳がん自体も非常に多彩であることが挙げられます。

これまでに、分化度や組織型のお話をしてきました。同じ臓器のがんでもいろいろなタイプのがんがあるということをご理解いただけたかと思うのですが、乳がんは、その中でも特に多彩なのです。細胞の形、広がり方等々、がんによって特徴が大きく異なります。増殖するスピードも、それぞれのがんで全く異なります。何年もかけてゆっくり大きくなるがんもあれば、数か月で著しく成長し、あっという間にほかの臓器に転移する悪性度の高いがんもあります。

四つに大別される乳がん

肺がんでは治療法が異なるため、主に小細胞癌、腺癌、扁平上皮癌の三つをしっかり分類することが大切である、というお話をしました。乳がんにおいても組織型による分類をしますが、それ以外に遺伝子異常に基づいた分子レベルの特徴を検査することが重要視されています。

乳房のしこりに針を刺して採取された生検検体で、私たち病理医は、通常のＨＥ染色という基本の染色標本以外、分子レベルの異常の有無を確認できる免疫染色を合わせて行います。

免疫染色は、その細胞が持っているタンパク質（＝抗原）に反応する抗体を用いる染色法です。抗原と抗体が出合うと結合しますが、結合した場合にのみ発色する色素を反応させます。色がつけばその物質を細胞が持っているのだな（色がつくことを陽性という）、ということがわかるのです。

乳がんの病理診断の場合は、通常のＨＥ染色以外にエストロゲン受容体、プロゲステロン受容体、ＨＥＲ２およびＫｉ－67という四つの免疫染色を用いて、乳がんの性

乳がんのサブタイプ

		女性ホルモン受容体 ＋	女性ホルモン受容体 −
HER2蛋白	−	ルミナールタイプ	トリプルネガティブタイプ
HER2蛋白	＋	ルミナール－HER2タイプ	HER2タイプ

質を詳しく調べます。

エストロゲンとプロゲステロンは、いずれも女性ホルモンです。乳腺の上皮細胞は、正常だと女性ホルモンの受容体を持っています。月経前に乳房に張りや痛みを感じる場合がありますが、それは女性ホルモンに乳腺が反応しているからです。妊娠時は女性ホルモンが非常に高濃度になり、乳房は妊娠前の2〜3倍の大きさになるといわれています。

ＨＥＲ2は、細胞膜にある細胞の増殖を調整しているタンパク質です。このタンパク質に異常をきたし、過剰に発現している乳がんがあります。

Ｋｉ－67は、細胞の増殖活性を見る免疫染色です。細胞が分裂しようとしている場合に陽性となります。１０００個の細胞中何個の細胞が陽性かをカウントし、％で表示することが推奨されています。１％の乳がんと90％の乳がんでは、はるかに増殖のスピードが変わってきます。

実際、乳がんは非常に多彩なので、１％の乳がんから90％

近くのがん細胞が陽性となる乳がんまで、実にいろいろなタイプがあります。

ちなみに、がん細胞の形という点で補足すると、1%のがんよりも90%近くの増殖するスピードの高いがんであるほど、一般的に異型が強いです。

女性ホルモン受容体の有無、HER2の有無およびKi-67の比率の高低によって、乳がんは四つないしは五つのサブタイプに分類することができます。今の乳がんの治療法は、このサブタイプによって方針が決められるのが主流となっています。サブタイプを少し説明しますね。

●ルミナール(A/B)タイプ(女性ホルモン受容体が陽性のがん)

乳がんの中で、おとなしくて予後が良好ながんのタイプになります。がん細胞が女性ホルモン受容体を持っているということは、正常の上皮細胞に性質が似ている、すなわち高分化な状態を保持している、ということを意味し、比較的おとなしいがん細胞であることが多いのです。

しかし、先ほど登場したKi-67。これが陽性となる癌細胞の比率が高い乳がんが、ルミナールタイプの中にもあります。ルミナールタイプといっても、同じような特徴のがんばかりではなく、その中におとなしいものから激しい性格のがんまで含まれています。よって、ルミナールタイプでもＫｉ－67陽性細胞の比率が高い癌（これは国際的に決まった基準が現在のところ定まらず、20％あるいは30％等々、施設によって基準が異なる）か否かで、ルミナールＡタイプとＢタイプに分けています。Ｂタイプは比率が高く、予後がＡよりも悪くなります。

ルミナールタイプのがんの特徴として、化学療法（抗がん剤の治療）が効きにくいという性質があります。おとなしいがんは、一般的に化学療法があまり効きません。抗がん剤は、細胞が分裂するときに効果を発揮するため、増殖するスピードの遅いがんには効きづらいのです。

ルミナールタイプのがんは、そのかわりホルモン療法を行うことができるのが特徴です。女性ホルモン受容体が陽性のがんは、女性ホルモンを栄養として成長します。よって、ホルモン療法で、この女性ホルモンをがん細胞が摂取する経路を遮断する薬を使うと、がん細胞の増殖をおさえることができます。

●ＨＥＲ２タイプ（ＨＥＲ２タンパクが陽性で女性ホルモン受容体が陰性のがん）

ＨＥＲ２タンパクを過剰に持っており、かつ女性ホルモン受容体を持っていないタイプをＨＥＲ２タイプと呼びます。ＨＥＲ２を標的とした分子標的治療薬トラスツズマブ（抗HER2ヒト化モノクローナル抗体薬）が登場して、予後がぐっと改善しましたが、女性ホルモン受容体を持っていないという意味では、激しい性格のタイプに入る乳がんです。

手術の前後に化学療法を行うことがありますが、トラスツズマブを併用した化学療法を行うことが推奨されています。女性ホルモン受容体は持っていないため、ホルモン療法は効果がありません。

● ルミナール－HER2タイプ

まれですが、女性ホルモン受容体もHER2タンパクも、両方が陽性のがんがあります。ルミナールBタイプに分類されることが多いです。Aタイプに比べて悪性度は高いですが、治療の選択肢は広がります。ホルモン療法も、トラスツズマブを用いた抗がん剤治療も選択することができます。

● トリプルネガティブタイプ

すべて陰性のがんです。Ki－67が陽性となる細胞の比率も一般的に高く、悪性度の高いがんで、最も予後が悪いがんです。早期治療がとても大切になってきます。

ただし、抗がん剤は比較的効きやすく、手術前に化学療法を行った場合は、がん細胞が完全に消えてしまう患者さんもいます！　化学療法が非常によく効いた場合は、予後がよいといわれています。このタイプの患者さんには、手術前に積極的に化学療法をおすすめすることが多いです。

乳がんの治療法

●手術療法

このように、乳がんはタイプによって、特に抗がん剤の選択が変わってきます。しかし、基本的には手術をして完全に癌を切除することが最も大切な治療法です。昔は、乳房だけではなくその下の筋肉まで切除する大手術が行われていましたが、そこまで大きく切除してもしなくても再発率が変わらないことがわかり、なるべく小さく切除する縮小手術が行われるようになりました。

また、腋窩のリンパ節も今までは腋窩がえぐられるほど全部のリンパ節を切除してきましたが、今は「センチネルリンパ節」(見張りリンパ節という意味)といって、癌にいちばん近いリンパ節だけをサンプリングして、そこに癌の転移がなければ、それ以上腋窩のリンパ節を切除しないことになりました。このことによって、患者さんが手術後に腕のひどい浮腫《むく》みで悩むということが少なくなったのです。ちなみに、センチネルリンパ節に癌が転移しているか否かは、病理医が術中迅速診断で判断します。

●手術前の化学療法

乳がんでは、手術前に化学療法を行うことが近年、多くなりました。2㎝を超えるがんやリンパ節に転移がある患者さんには、積極的に手術前の化学療法をおすすめします。乳房は皮下にあるので、乳がんは、しこりとして皮膚越しにふれることができます。

体の奥深くにできたがんでは、化学療法の効果を経時的に確認することは困難ですが、乳がんは、日々しこりが小さくなっていくことを確認できます。それは、患者さんにとっても励みになりますし、医師側にとっても化学療法の効果を判定しやすいということは、大きな利点といえるでしょう。

そもそも乳がんはどこから発生?

さて、乳がんはどこから発生するのでしょうか。

女性の乳房には、腺葉《せんよう》と呼ばれるぶどうの房のようなものが無数にあり、その腺葉をしっかりした支持組織が支え、さらにその周りをやわらかな脂肪組織が取り囲んでいます。乳頭には10本前後の主乳管が開口していますが、この主乳管がどんどん枝分かれしていき、ミクロのレベルになると、小葉《しょうよう》という盲端に達します。肺でいうところの、気管から肺胞までの道筋とよく似ています。

腺葉は、顕微鏡で見るとまるで葉が茂った木のように見えます。花開いた部分が小葉、中心の茎のように伸びた部分を終末乳管《しゅうまつにゅうかん》と呼びます。がんは、この終末乳管というミクロの管（小葉で作られた母乳が最初に通る道）の内側を覆っている上皮細胞から発生します。

幸せホルモン「オキシトシン」と乳腺

乳管や小葉をさらに組織で見てみると、二つの上皮細胞が配列されています。内側を乳管（小葉）上皮、外側を筋上皮細胞といいます。

がんのタイプのところでお話ししましたが、乳管上皮には、女性ホルモンの受容体があります。また、それ以外にプロラクチンという乳汁分泌のホルモンに対する受容体があります。一方、外側の筋上皮細胞にはオキシトシンの受容体があります。

妊娠すると、エストロゲンとプロゲステロンが胎盤から分泌され、乳房が発達しま

乳房の解剖図

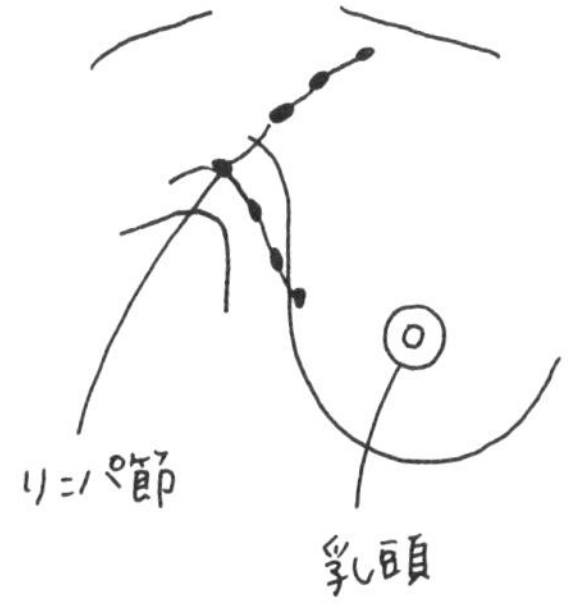

◆乳房の断面図

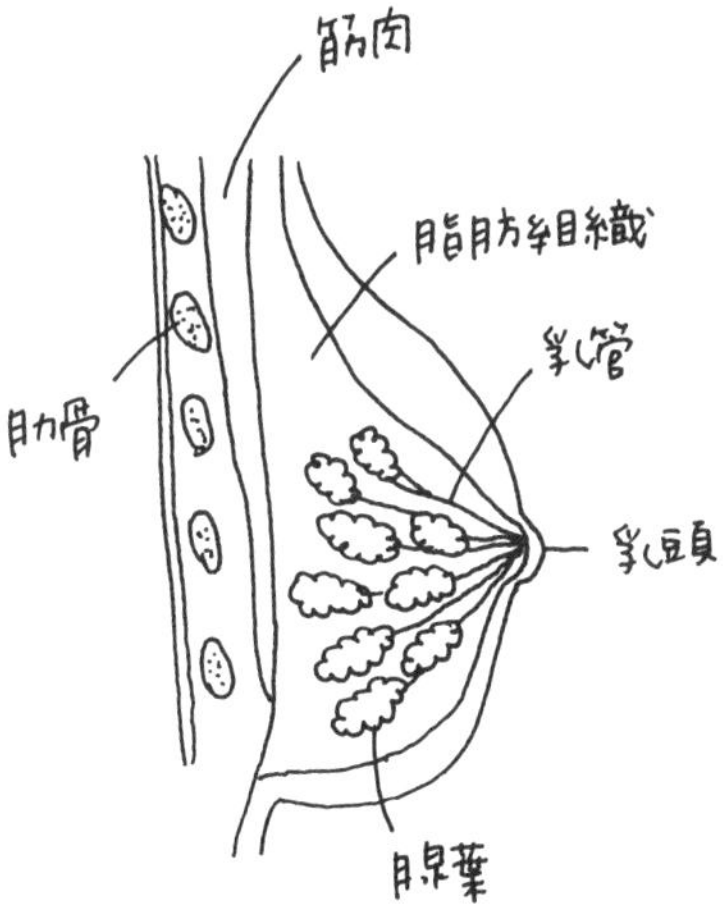

◆ひとつの腺葉

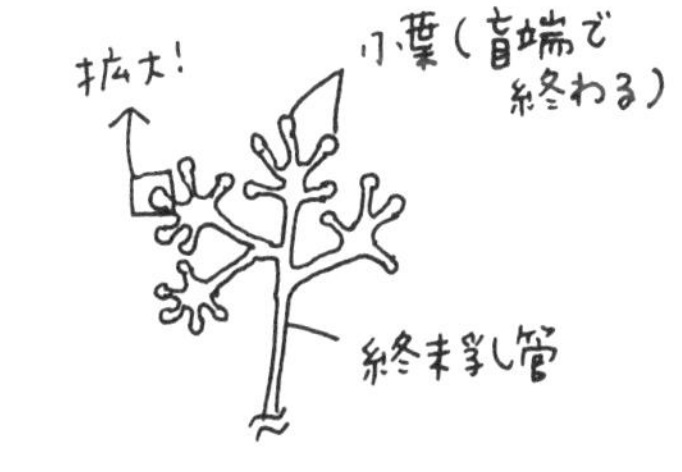

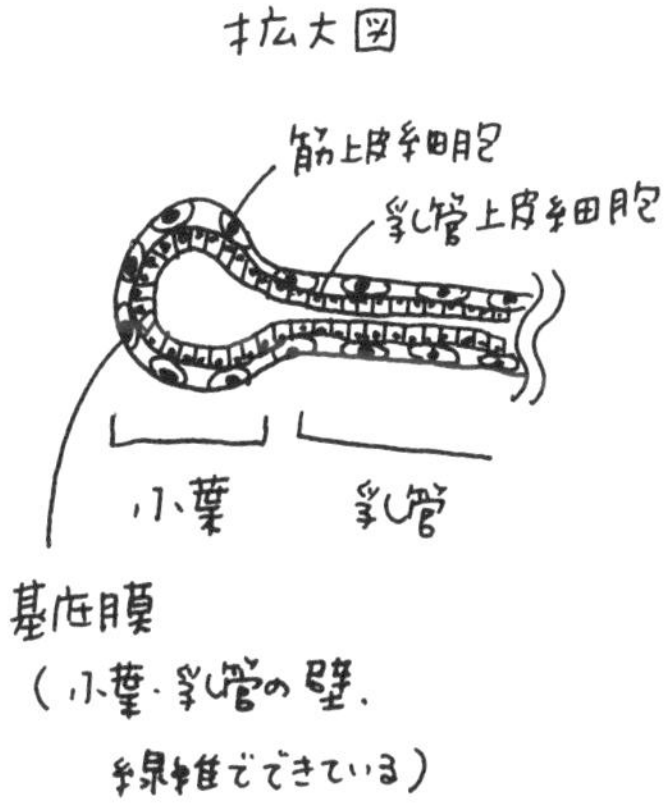

すが、プロラクチンの作用は抑制されています。出産後、エストロゲンとプロゲステロンの濃度が急激に減少すると、プロラクチンの機能を抑制していたものがなくなるため、乳汁が分泌されるようになります。

授乳を経験された女性は経験があると思いますが、赤ちゃんが乳首に吸いつくと、乳房全体がぎゅ～っと締めつけられたように痛みますね。これは、吸啜《きゅうてつ》反射と呼ばれるものです。

脳に近い部分に下垂体という小さな臓器があります。赤ちゃんが乳首に吸いつくと、その刺激は神経を介して下垂体の後葉《こうよう》と呼ばれる部分に伝わり、そこからオキシトシンがぴゅぴゅっと分泌されます。分泌されたオキシトシンは、筋上皮細胞にあるオキシトシン受容体に結合します。

その結果、筋上皮細胞はぎゅっと収縮し、乳管の壁を収縮させます。すると、乳管や小葉の中に貯留していた母乳が一気に乳首の方向に向かう太い乳管へと放出されます。プロラクチンが乳汁分泌ホルモンと呼ばれるのに対し、オキシトシンは射乳ホルモンと呼ばれています。

オキシトシンは、産後直後では、お母さんの子宮の筋肉にも影響を与えます。お母さんの子宮の筋肉にもオキシトシン受容体があるのですね。

生まれたばかりの赤ちゃんに授乳すると、お母さんの子宮の筋肉は収縮します。そうやって、子宮が元通りの大きさと形に戻るように促します。後産と呼ばれるおなかの痛みは、これが原因です。授乳によって、子宮が元通りになることが早まるなんて、本当に人間の身体ってよくできていますよね。

なお、授乳の際、赤ちゃんを抱っこしますが、そのときのお母さんの胸のあたりの体温が上昇するといわれていて、これもオキシトシンの作用です。オキシトシンは誰かと寄り添ってリラックスしたいという気持ちにさせるので、「幸せホルモン」と呼ばれていたりします。ちなみに病理医の私は、「お、今、筋上皮細胞が一斉に収縮しているんだな」とか、細胞たちを想像しながら授乳していました。

乳がんの広がり方は多彩

終末乳管で発生したがんは、最初、乳管の中に留まっている状態にあります。乳管の中は、リンパ管や血管がないために、乳管の中にがん細胞が収まっていれば、基本的に転移をして全身に広がるようなことはありません。こういう状態のがんを非浸《ひしん》潤性乳管癌《じゅんせいにゅうかんがん》と呼びます。乳管の壁を突き破って周りの支持組織に広がらず(非浸潤性)、乳管の中に留まるがん(乳管癌)の意味です。この状態のがんは、ごくごく早期のがん

乳がんの発生機序

1：正常な終末乳管

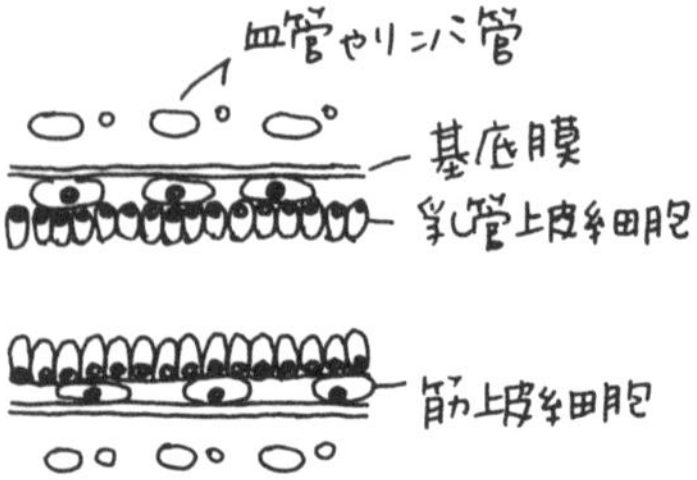

2：がんができる

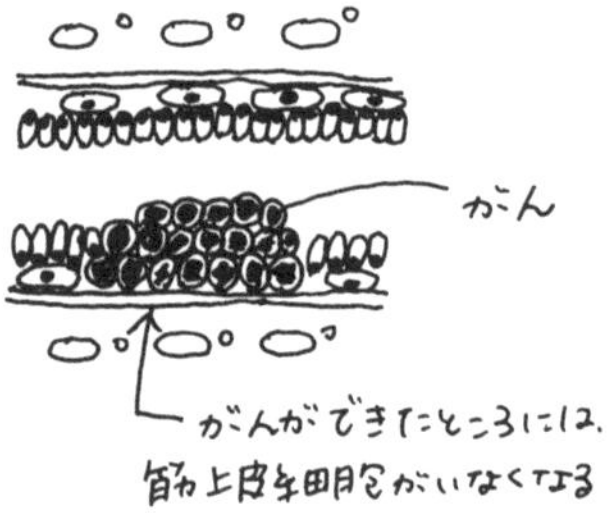

3：非浸潤性乳管癌

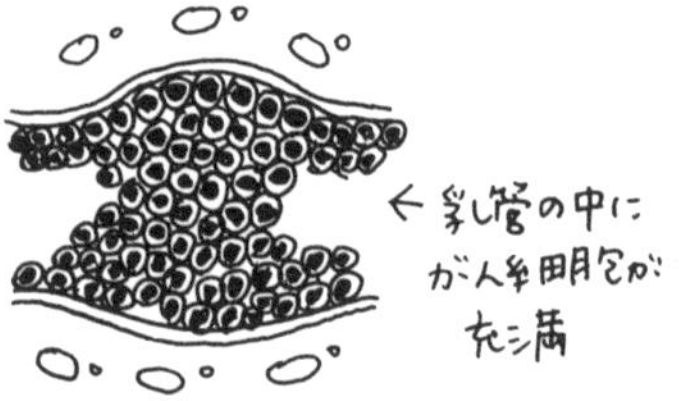

4：ある日、基底膜が破れる

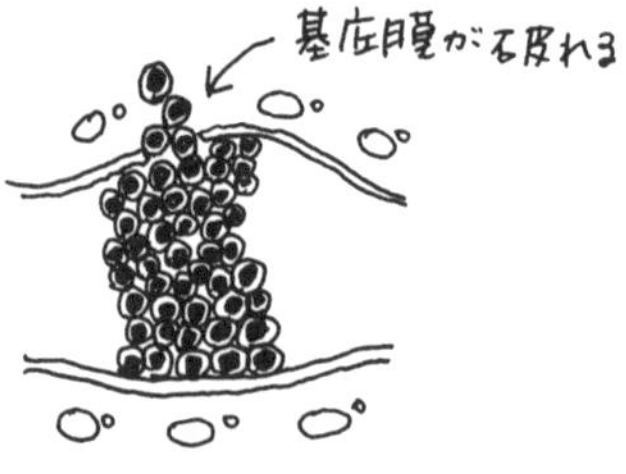

5：浸潤性乳管癌

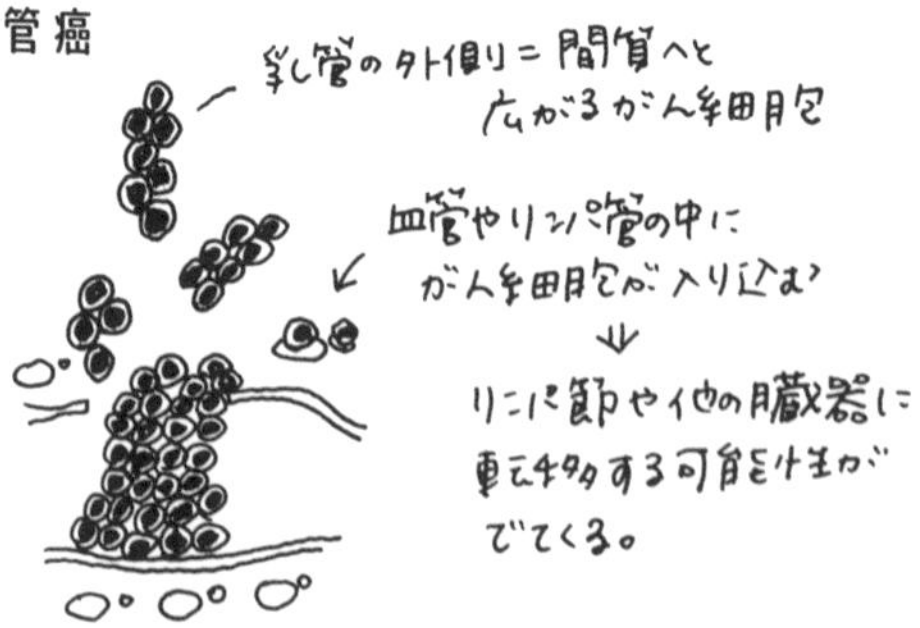

です。

それでは、このがんは、このあとどのように広がっていくのでしょうか。

実は、これまた非常に個人差があるのです！　乳管をすぐに突き破って、周囲の支持組織にあっという間に広がってしまうがん（浸潤性乳管癌）もあれば、ずーっと乳管の中に留まりながら、乳管が伸びる方向に向かって広がっていく、引っ込み思案タイプのがんもいます。

図にすると、だいたい204～205ページの図のような感じに、実に様々な広がり方があるのです。

いちばん多いタイプは、AのタイプやDのタイプです。このがんは、一か所にがんがありますので、乳房を温存しながら癌の部分を摘出することが可能です。

ここでCのタイプに注目ください。このがんは、乳管の中に留まっていて、転移の可能性のないごく早期のがんですが、がんの広がりに関しては、乳房の下半分全体に広がっています。ここまで広がっているがんは、早期がんであっても乳房の部分切除は難しく、全摘出しなくてはいけません。

このように乳がんは、がんの広がりの大きさと、がんの進行具合が必ずしも一致しないことが大きな特徴といえます。Cのタイプのがんは、乳房を全摘出しなければな

がんの広がりのパターン

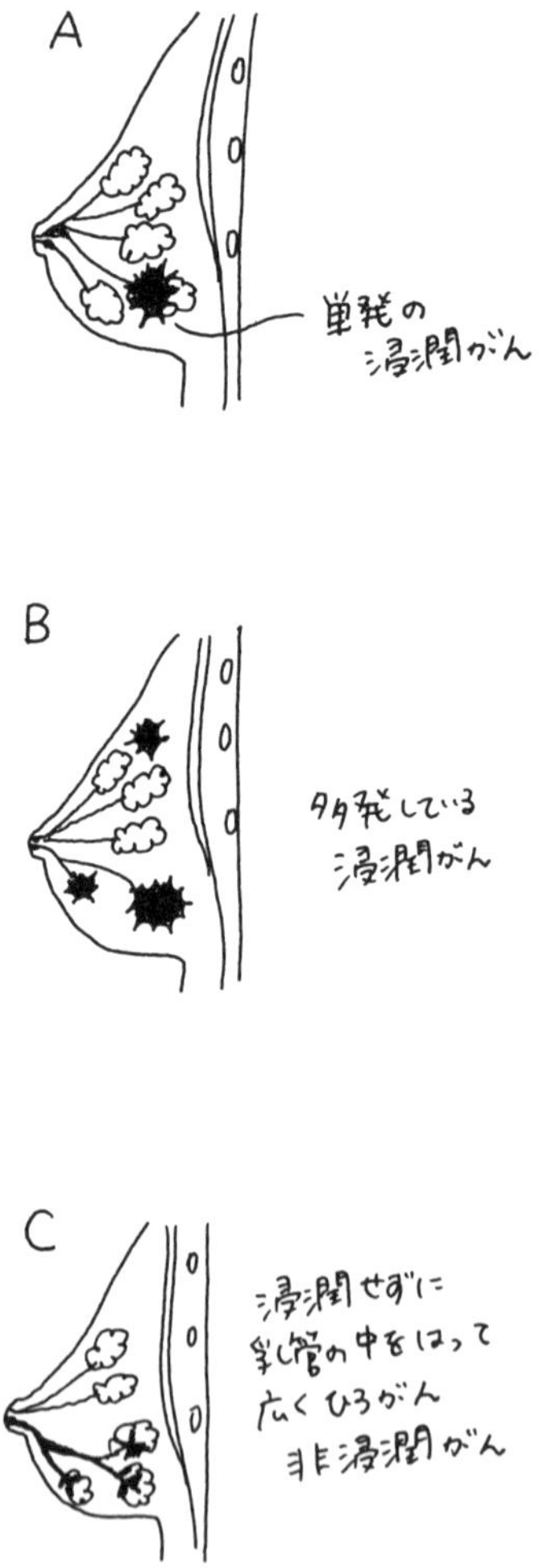
A
単発の
浸潤がん
B
多発している
浸潤がん
C
浸潤せずに
乳管の中をはって
広くひろがん
非浸潤がん

らないのですが、ほぼ100%、手術をすれば治るがんといえます。なぜならすべてのがんが乳管の中に留まっていて、転移の可能性がないからです。10㎝の広がりがあろうとも、ごく初期のがんと判断されます。

最もたちの悪いがんは、Eのタイプです。このタイプのがんは、しこりを作らずに、がん細胞が主に皮膚の下のリンパ管を中心に広がり、高い確率でリンパ節に転移をきたし、全身転移しやすいがんです。乳房が全体に赤く腫れ上がることが多く、炎症性乳癌といわれています。ときに、乳腺炎と間違われてしまうこともある、怖いタイプのがんです。

がんの広がりのパターン

D

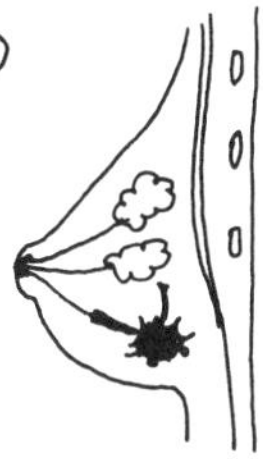

単発の浸潤がんだが
その周囲の乳管にそって
広がるタイプ

E

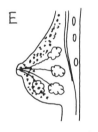

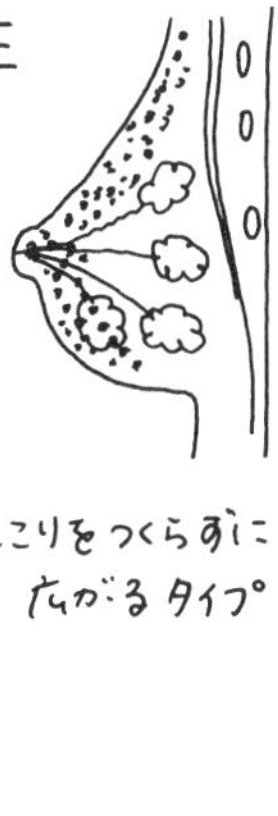

しこりをつくらずに全体に
広がるタイプ

乳がん診療のこれから

乳がんの治療も、ほかのがんと同様に、遺伝子異常の解析が進み、次々に新薬が開発されていくことでしょう。しかし、もう一つ、別の視点で考えなければならないことがあります。それは、ほかのがんも同様ですが、個々の患者さんの価値観です。

乳房にメスを入れることは、女性にとって大変つらいことです。患者さんによっては、乳房にメスを入れることが耐えられない方もいれば、幼いお子さんがいて、とにかくしっかり治したいと積極的に治療を希望する方もおられます。どんなに医療が進歩しようとも、私たち現場の医師は、患者さんそれぞれに寄り添う医療を提供していくことが、何より大切だと思います。

図鑑9.
子宮頸部のがん（子宮頸癌）

意外と賢い？　ヒトパピローマウイルス

ウイルス発がんの代表例として、まずは子宮頸部のがんとヒトパピローマウイルス（HPV）について説明します。

ヒトパピローマウイルスは、わっか状の二本鎖DNAを有するウイルスで、100種類以上もあります。低リスクと高リスクに大別され、低リスクのHPVは皮膚に良性のいぼを作るものが多いたちのよいウイルスですが、高リスクのものは、子宮頸がんをはじめ感染した部位でがんを引き起こす、リスクの高い厄介なウイルスです。

女性を襲う厄介な病

子宮頸がんは、なんと紀元前から女性を襲う怖い病気として知られていたようです。紀元前4世紀にヒポクラテスが報告していたとか！

だいぶ時が経ち、19世紀に入りイタリアのドメニコ・リゴーニ・ステルンが、「修道女をはじめとした未婚女性は、子宮頸がんの死亡率が少なそうだ」ということを、ベローナ市の死亡記録を元にした疫学調査で突き止めます。もしかしたら、性交渉の有無と何か関係があるのではないか、と報告しているのですね。鋭いです！

20世紀に入り、ドイツのウイルス学者、ハラルド・ツア・ハウゼンが、尖圭《せんけい》コンジローマという陰部にできる皮膚のいぼを作る疾患と、子宮頸がんの両方にＨＰＶの感染が認められたことを報告します。その後、ＨＰＶ感染によって子宮頸がんがどのような過程を経て引き起こされるのかが確認され、これらの研究がＨＰＶワクチンの開発につながりました。ツア・ハウゼンは、２００８年にＨＩＶウイルスを発見したほかの二人の研究者とともに、ノーベル生理学・医学賞を受賞しています。

予防接種と検診、検査のこと

ＨＰＶワクチンは、２００６年６月に世界で初めてアメリカ食品医薬品局（ＦＤＡ）で認可され、性交渉の経験がない若い女性を対象にしたワクチン接種が世界で認められるようになりました。日本でも２０１３年４月から定期接種となり、小学６年生〜高校１年生の女子が対象になっています。

しかし、みなさんも覚えていらっしゃると思いますが、慢性疼痛等の副作用の報告が相次ぎ、2か月後の6月に積極的なワクチン接種の勧奨が中止になりました。現在では、予防接種は任意になっています。

日本において、子宮頸がんの患者さんは近年増加しています。特に若い女性を中心に、子宮頸がんとその前がん病変が増加しています。

このあとに説明しますが、子宮頸がんの大部分がHPVの持続感染を元に、前がん病変を介してがん化することがわかっています。ワクチン接種をするかしないかは個人の自由になりますが、早期発見、早期治療が大切です。ですから、性交渉の経験のある女性は、定期的に子宮頸がん検診を受けていただきたいと思います。

また、まれにHPV感染が関与しないタイプの子宮頸がんもあり、その場合も細胞診検査で早期に発見することができます。子宮頸がん検診は、綿棒で子宮頸部の粘膜を擦ってガラススライドに塗布する細胞診検査です。痛みもありませんし、比較的簡便な検査ですから、一年に一度くらいは受けてください。「まさに私たちの領域！」ということで、声を大にして細胞診検査の有用性を訴えておきますね。

ここでもう一つ、大きな声で強調しておきたいことがあります。このあとに詳しく説明しますが、HPVに感染した方全員が子宮頸がんになるわけではありません。

また、HPV自体はとてもありふれたウイルスです。そのため、患者さんの生活習慣が問題だから感染したのではないか、という差別的な意見を持つことは避けたいです。決してそんなことはなく、ほかのがんも同様に、なぜがんになるのか、という詳細についてはまだわかっていません。ほかにも発がんに関与するウイルスはあるかもしれません。

がんになるということは偶然、たまたまそうなってしまった、といわざるを得ないのが現状です。どうか、患者さんが過度にご自分を責めたり責められたりすることがありませんように。

ヒトパピローマウイルスの持続感染から発がんへ

HPV感染は無症状で、ほとんどの女性は感染に気づかないまま治ってしまいます。女性が一生の間にHPVに感染する頻度は、8割以上といわれています。ですから、多くの女性が子宮頸がんに罹患するリスクがあるということです。

感染が免疫力の低下等の原因で持続してしまうと、約1割の女性に前がん病変（上皮内病変）が発生しますが、その多くは自然に治ってしまうことがわかっています。がんに進展してしまう人は、1000人に一人くらいと考えられています。

細胞分裂の仕組み

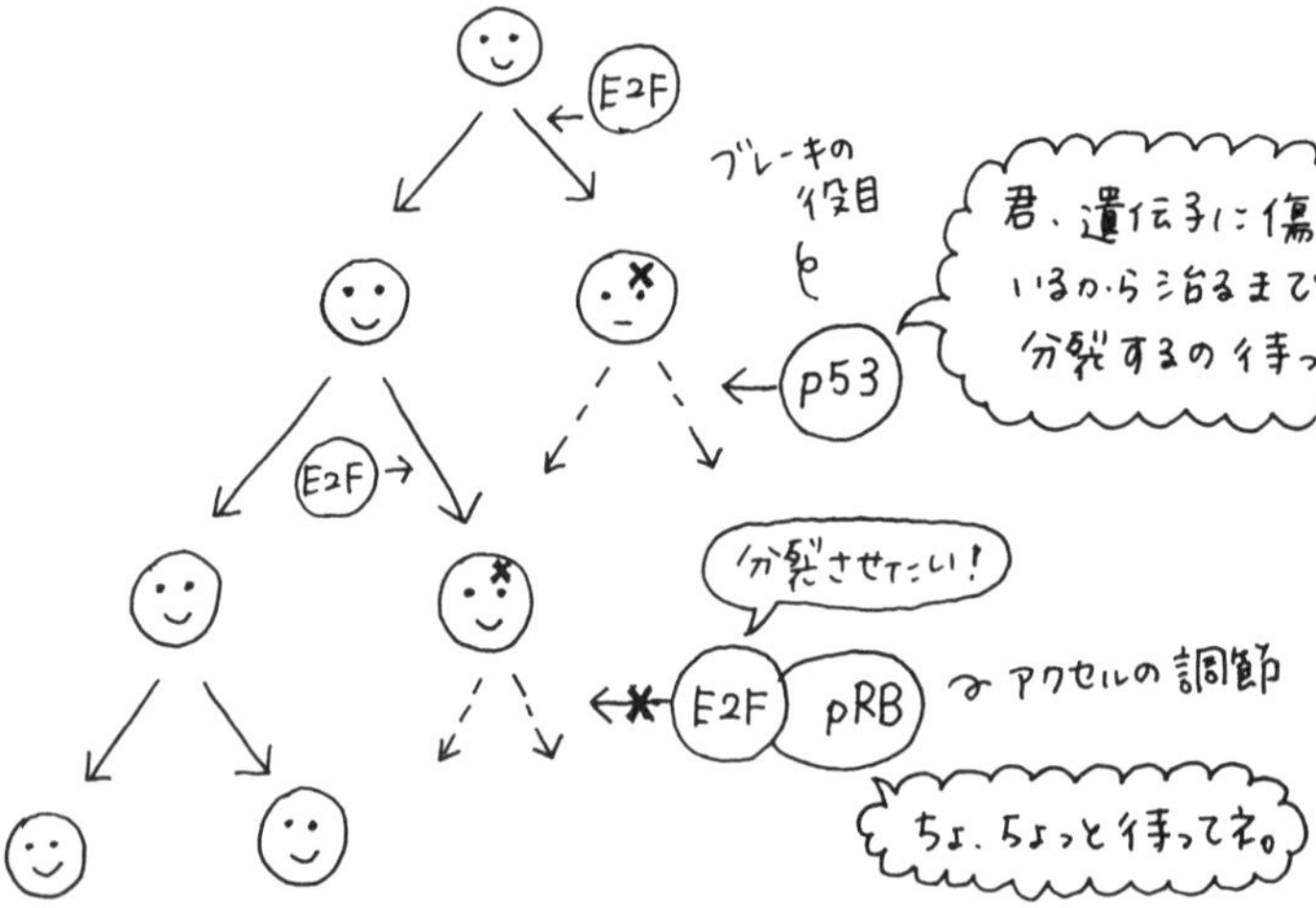

なぜ、HPVは持続感染するのでしょうか。

それは、インフルエンザウイルスなど感染した細胞を壊してしまうウイルスと異なり、細胞内で静かにしているからです。血液中などに流れてしまうと、見張りをしている白血球に見つかってしまいます。HPVは免疫を刺激しないようにそ〜っと増殖し、皮膚の外側、粘膜の外側に向かって、ウイルス粒子を放出します。そのため、宿主のヒトに持続感染していることを知らせないまま、ほかの人間に感染する力を持っています。けっこう賢いやつです。

ところが、HPVもいろいろな種類

HPVによるがん化

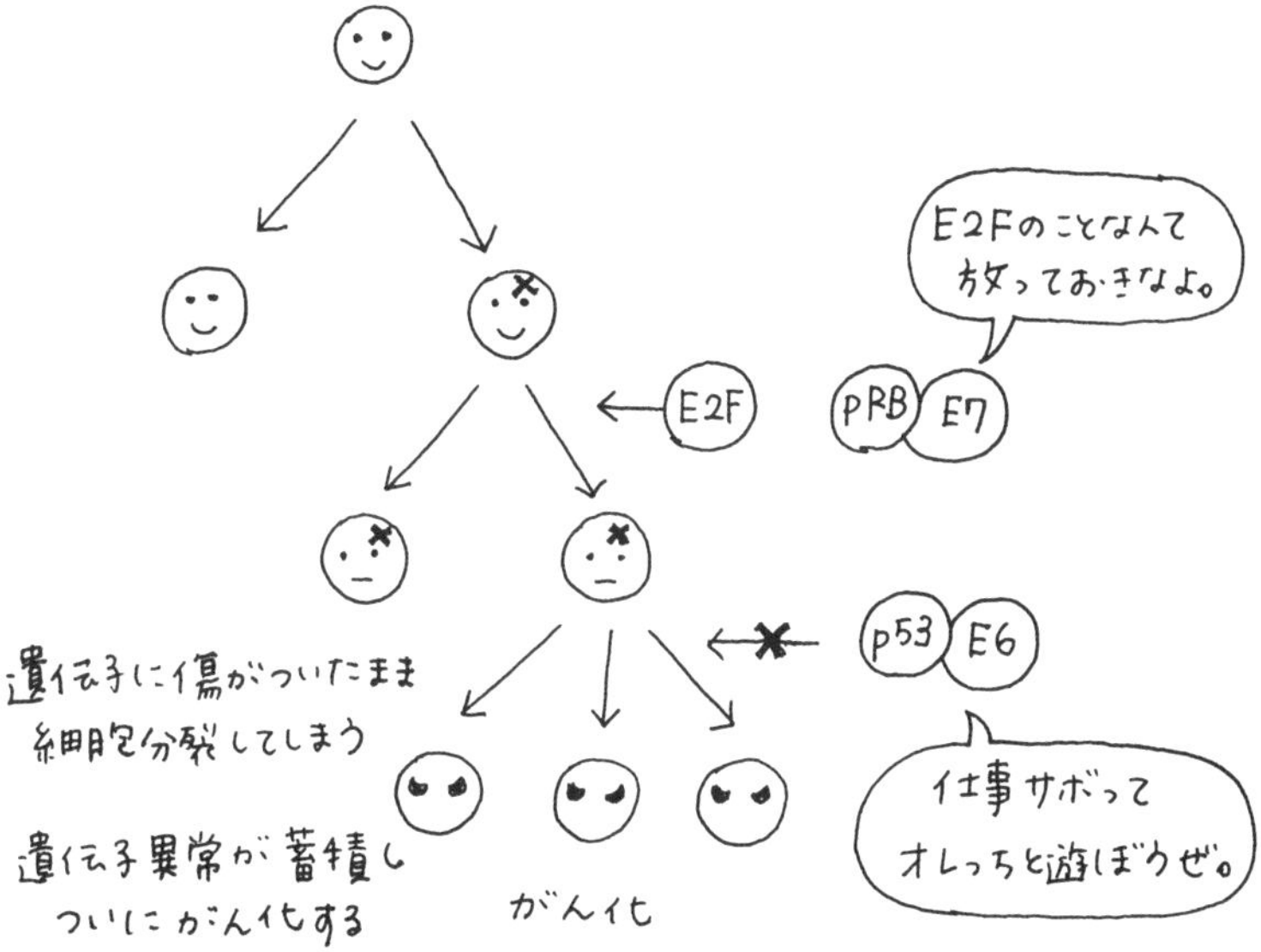

があり、先ほどお話ししたように高リスクのHPVは厄介です。感染している途中で、細胞の増殖を調整しているヒトの細胞の遺伝子の中に、ウイルスの遺伝子が組み込まれてしまうのです。そうすると、細胞増殖蛋白の正常な働きを阻止して、細胞をがん化させることになります。このときは、前がん病変という状態を経由するのですが、ここから治癒する患者さんと、がんに進展する方がいて、その理由に関しては諸説あります。

少し専門的な話になりますが、高リスクのHPVはE6、E7というタンパク質を有しています。これらがヒトの細胞に存在するp53、pRBという

子宮頸部の細胞診検査

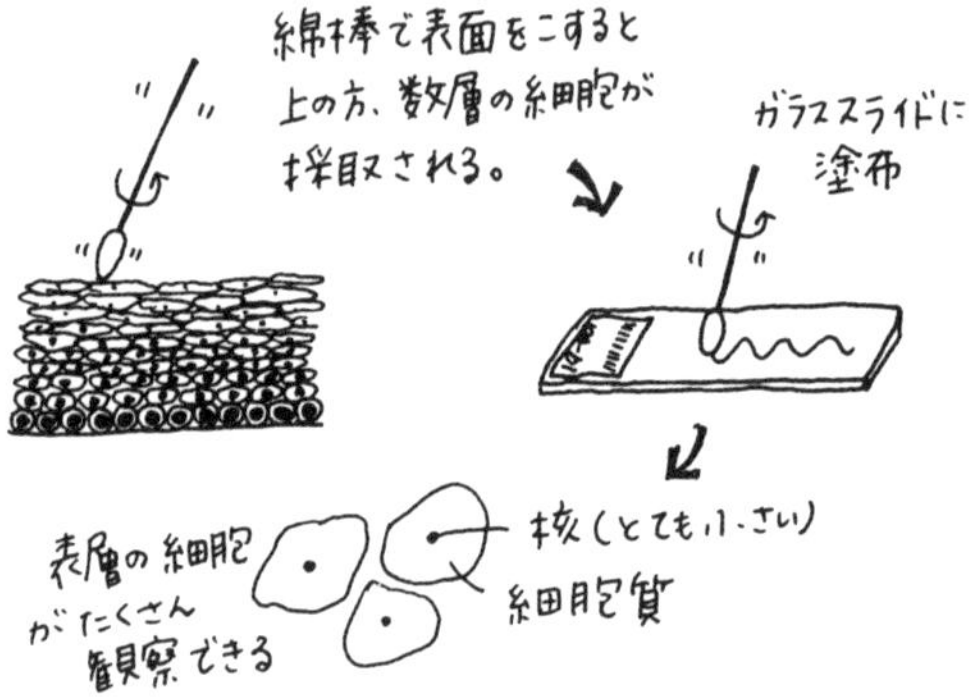

細胞増殖調整蛋白にそれぞれ結合します。E7がpRBと結合すると、E7は細胞の増殖スイッチであるE2Fと結合できず、その働きを止められなくなり、細胞増殖スイッチがオンになったままになります。

一方、E6がp53と結合すると、p53が正常に働けなくなり、細胞増殖をストップするスイッチが壊れたことになります。

アクセルを踏んだままの状態でブレーキが壊れたような状態となった子宮頸部の細胞は、遺伝子の異常を修復できないまま増えていき、次第にがん化していくことになります。

子宮頸がんとその前がん病変の姿

子宮頸部の細胞診検査は、HPVが持続感染している細胞の特徴をよく観察できます。綿棒で子宮頸

細胞診で見るHPV感染細胞

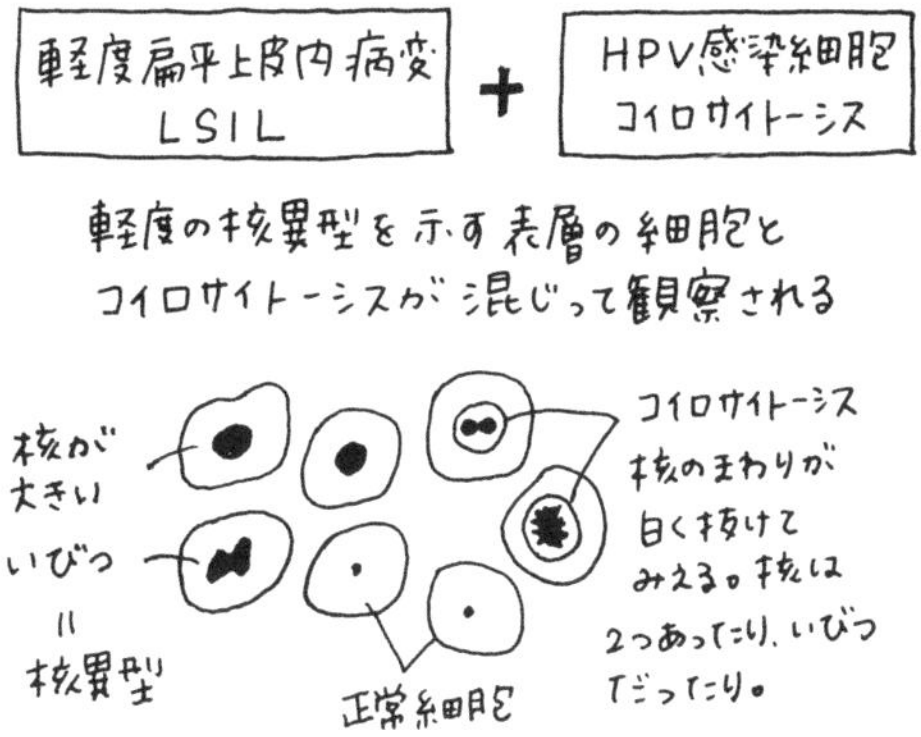

部の粘膜全体から細胞を採取してくるため、異常な細胞を検出する確率も高いです。

子宮頸がんの予防のためには、HPVが持続感染していないか、そして、前がん病変が生じていないか、早めに気づくことがとても大切です。ここでは、その細胞診検査で確認できる子宮頸部の細胞の形を説明します。

まずは、正常の子宮頸部の細胞です。扁平上皮細胞で、薄くてぺらっとした形状の細胞です。真ん中に核が観察できますが、核の大きさは表層にいくほど小さくなります。この核と細胞質の大きさの違いを、よく覚えておいてください。

HPVが細胞に感染すると、コイロサイトーシスという特徴的な細胞の形が観察されます。核が大きくいびつになり、核の周りが白く抜けて見えるような形状になります。

前がん病変からついに……

◆高度扁平上皮内病変（HSIL）

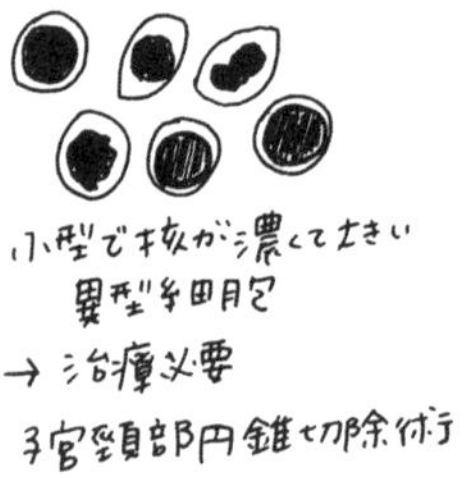
小型で核が濃くて大きい
異型細胞
→治療必要
子宮頸部円錐切除術

◆浸潤性扁平上皮癌（SCC）

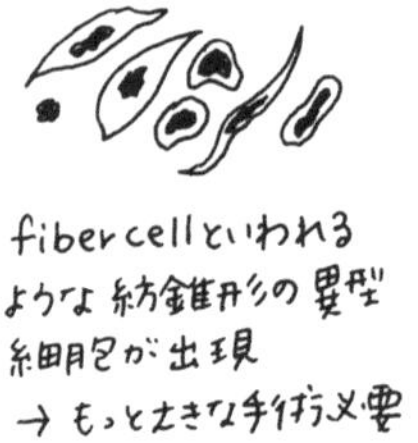
fiber cellといわれる
ような紡錘形の異型
細胞が出現
→もっと大きな手術必要

ときに核が一つではなく、増えたりすることもあります。この状態が続くと、次第にＨＰＶの遺伝子がヒトの細胞に組み込まれていき、細胞の増殖に影響を与えていきます。

　最初は、軽度扁平上皮内病変という状態です。一部の細胞に核が大きくなったりいびつになるような異型が出現します。まだ、この段階では、自然治癒することもありますので、経過観察で様子を見ます。

　しかし、病気が進行すると高度扁平上皮内病変という状態になり、さらに核が大きくなった小型の細胞が多数出現してきます。核と細胞質の比率は正常と大きく異なり、核が細胞質に比較して大きい面積を占めています。この状態は癌に近い状態で、ここまでくると治療が必要になってきます。

　さらに放置してしまうと、ついに子宮頸癌に進んでしまいます。ＨＰＶは子宮頸部の扁平上皮に感染することが多いため、組織型の多くは扁平上皮癌です。まれに、腺癌やその他の変わった組織型の癌ができることもあります。ＨＰＶ感染が関係していない癌もあるのですが、その場合は変わった組織型のことが多いです。

子宮頸がんとその前がん病変の治療法

前がん病変の場合は、その程度によって経過観察で様子を見ることが多いのですが、いよいよがんに近い状態になってくると、治療が必要になってきます。いずれも外科手術が基本ですが、前がん病変の段階で見つかった場合は、子宮頸部のみを切除する円錐切除術という手術が行われることが多いです。病変部のみを局所的に切除するので、身体への負担は少なくてすみます。

一方、子宮頸がんへ進展してしまうと、治療は大きな手術が必要になります。子宮のみならず卵巣や卵管、リンパ節等を切除することになります。

子宮頸がんは発癌年齢が比較的若く、患者さんの中にはお子さんを希望する方もいらっしゃると思います。それも考えると、冒頭にお話ししたように早期発見、早期治療がとても大切なのです。

図鑑10. 肝臓のがん（肝細胞癌）

硬くなるとがんになる

肝臓は、右上腹部に存在するとても大きな臓器で、その重さは男性で平均約1500g、女性では1300gで、体重の約40分の1に相当するといわれています。とてもたくさんの機能を担う臓器である一方で、「沈黙の臓器」といわれているように、かなりへばってもあまり症状が出ません。働き者でかつ忍耐強く、まるで大和撫子のような女性（しかも大柄）っぽい臓器といえるでしょうか。

肝臓のお仕事

肝細胞の仕事には、どんなものがあるのでしょうか？

肝臓の主な仕事は、代謝です。代謝とは、食べ物など摂取した物質を、生きていくために必要な分子に変換し、それを利用したり蓄えたりする働きです。

一方で、不要になったものを排出する働きも代謝

肝臓の構造

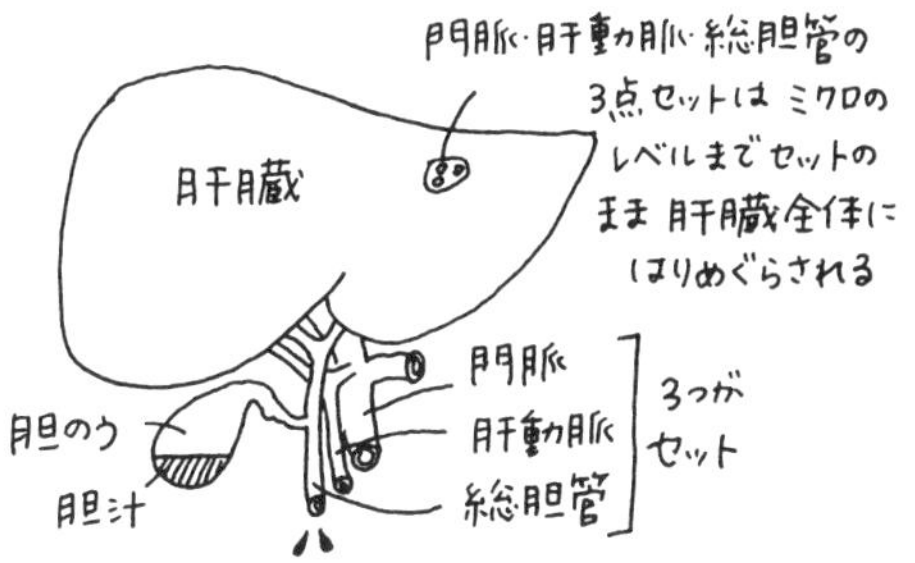

に含まれます。肝臓は、代謝のほとんどを引き受けているといっても過言ではありません。三大栄養素である糖・脂質・たんぱく質の代謝、ビタミンや鉄の貯蔵、毒物の排出等々です。さらに！ 消化酵素の一つである胆汁まで作っています。本当にとっても働き者です。

肝臓の構造

上の図をご覧ください。肝臓には、三つの大きな管が入り込んでいます。門脈、肝動脈、そして総胆管です。

門脈は、主に腸管から吸収された代謝物質を運ぶ静脈です。肝動脈は、働き者の肝細胞に酸素を供給するための動脈。そして、総胆管は肝細胞で作られた胆汁を十二指腸に運搬するための管です。

ミクロのレベルで肝臓の構造を見ていきましょう。

肝小葉と門脈域

◆肝小葉

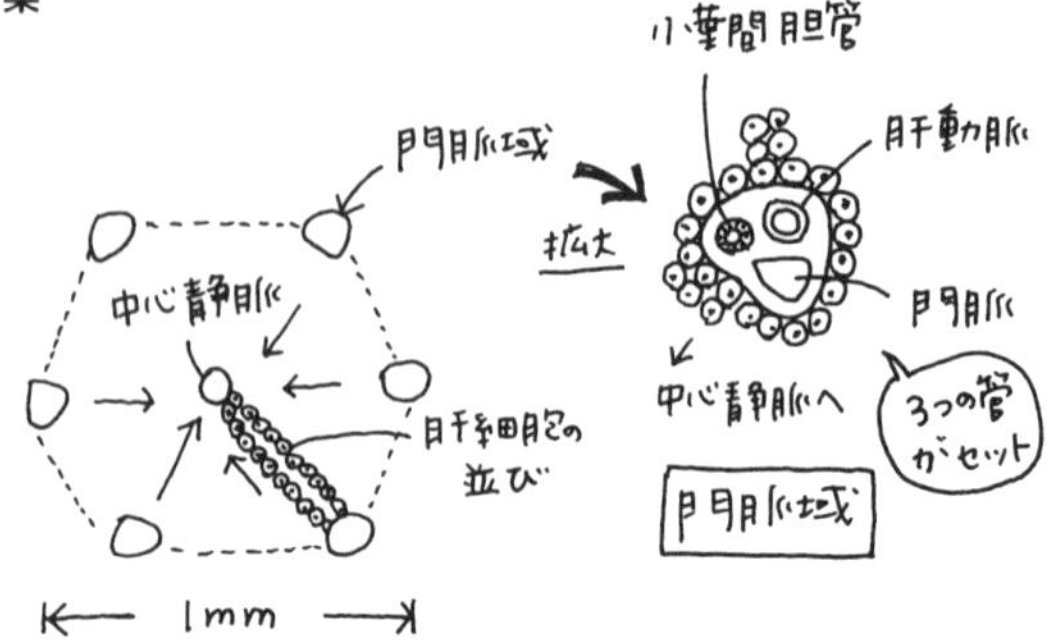

肝臓は、直径1㎜ほどの六角形（実際、顕微鏡で見るときれいな六角形には見えないのですが……）の構造、「肝小葉《かんしょうよう》」が集まって作られています。門脈、肝動脈、そして胆管の三つのセットは、門脈域と呼ばれる部分に存在しています。

門脈域は、肝小葉の六角形の周辺に比較的、等間隔に分布しています。門脈と肝動脈は、門脈域の外に出ると「類《るい》洞《どう》」と呼ばれる毛細血管となります。類洞と肝細胞は互いに接し合っていて、類洞を流れている血液と肝細胞の間で簡単に物質のやりとりをすることができます。

また、ミクロのレベルの毛細胆管は、類洞と接していない肝細胞と肝細胞の隙間の部分に存在しています。肝細胞で産生された胆汁は毛細胆管に流入し、門脈域の小葉間胆管へと運ばれます。

類洞は、肝小葉の中心部に向かって走行しています。肝小葉の中心部には中心静脈と呼ばれる静脈があり、ここに肝細胞との物質のやりとりを終えた血液が流れていきます。

門脈域から中心静脈へ

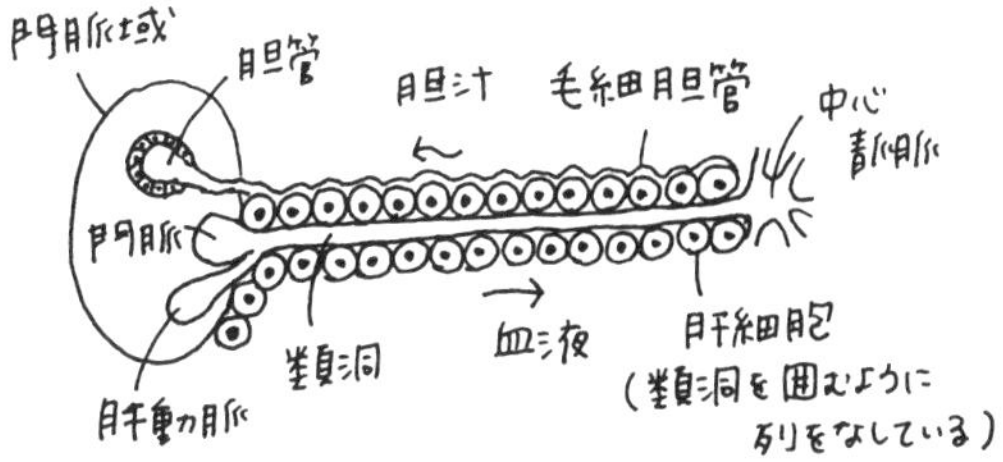

肝臓では、類洞や毛細胆管など緻密な構造が働き者の肝細胞を支え、十分にその能力を発揮できるようになっているのです。素晴らしい〜!

肝細胞癌・肝内胆管癌そして転移性肝がん

肝臓がんは、がん死因の第5位であり、比較的頻度の高いがんです。肝臓がんは、大きく二つに分かれます。一つは肝細胞から発生する肝細胞癌、もう一つは胆管を構成している胆管上皮から発生する肝内胆管癌(胆管細胞癌)です。

肝臓はとても血管が豊富な臓器なので、ほかの臓器に発生し、血管内に入り込んだがん細胞が血流に乗って転移してくることも多く、これを転移性肝がんといいます。肝臓に腫瘍ができた場合は、常に原発か転移、どちらなのかということを考慮しなくてはなりません。

ちなみに、がん死因の統計に転移性のがんは含まれません。肝臓に転移をきたしやすいがんは大腸癌で、進行大腸癌の患者さんは手術後も肝臓（あるいは肺のこともある）に転移をきたしていないかどうか、CT検査等で定期的に確認していく必要があります。

肝細胞癌の原因は炎症

ここでは、肝がんの中でも肝細胞癌にフォーカスして説明したいと思います。肝細胞癌の直接的な原因は、ほかのがん同様に遺伝子の異常です。そして、遺伝子の異常を引き起こし、癌の間接的な危険因子となっているのが、炎症といわれています。さらに炎症をきたす原因を考えていくと、ウイルス感染や脂質をはじめとした代謝産物が挙げられます。これらが原因で慢性肝炎が起こると、癌になる危険性が高まるといわれています。ただ、慢性肝炎がない患者さんで肝臓癌になる場合もあり、その原因はよくわかっていません。

肝炎を引き起こすウイルスは、肝炎ウイルスと呼ばれています。何種類かあり、急性肝炎を引き起こしやすいもの、慢性肝炎として炎症を持続させるものなど、それぞれのウイルスに特徴があります。がんを引き起こしやすい代表的なウイルスは、C型肝炎ウイルスです。

C型肝炎ウイルスは、ウイルスに汚染された血液で作られた血液製剤のほか、注射

肝硬変への道

◆正常な肝組織

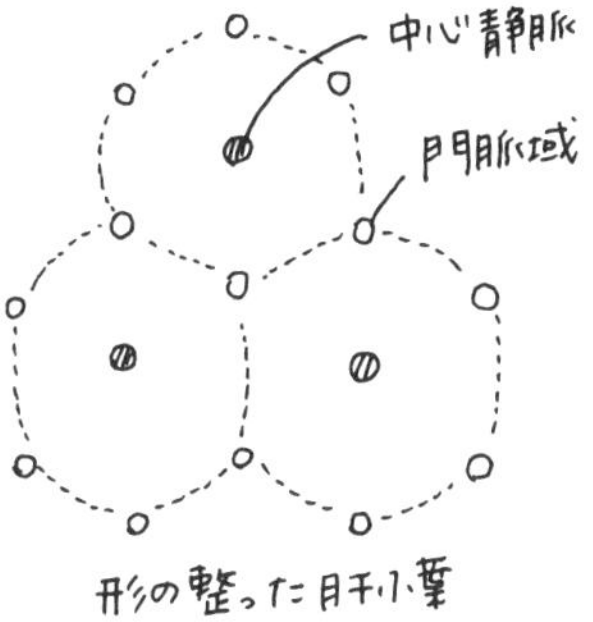
中心静脈
門脈域
形の整った肝小葉

◆C型慢性肝炎

炎症
しだいに線維が増えていく
肝小葉の形は保たれている

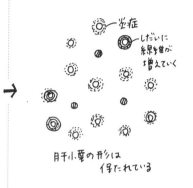

◆肝腺維症

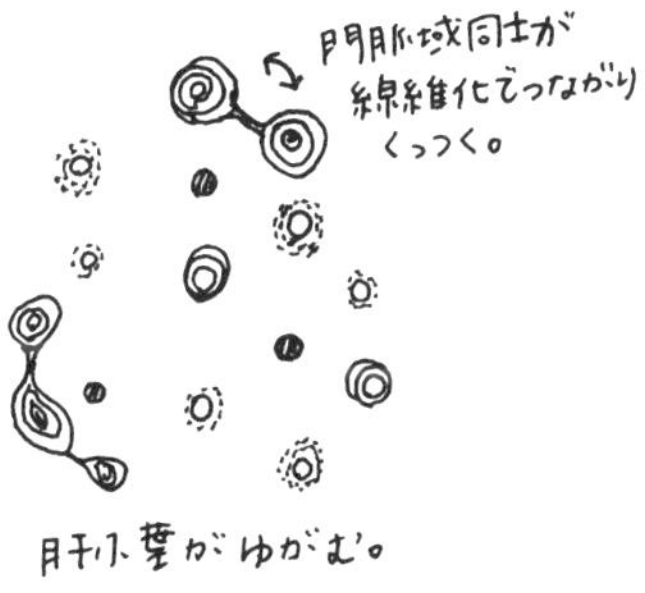
門脈域同士が線維化でつながりくっつく。
肝小葉がゆがむ。

ついに！

◆肝硬変

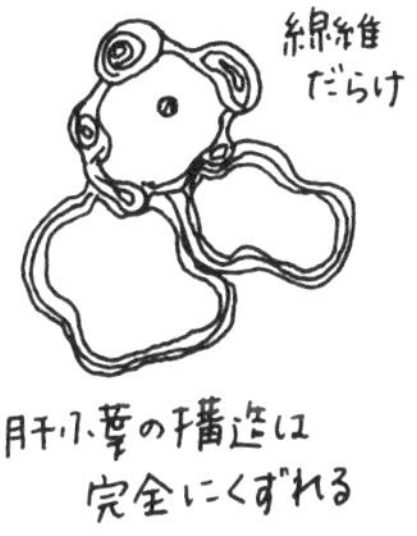
線維だらけ
肝小葉の構造は完全にくずれる

針やメスといった医療器具から感染することが多いといわれています。近年製造されている血液製剤は、ウイルスの検査の精度が向上したこともあり、まず安心といわれていますが、1994年以前の血液製剤はウイルスのチェックが不十分な場合があります。

なお、汚染された注射針やメスで誤って怪我をしたりすると、感染のリスクがあるといわれています。そのため、それらを扱うことの多い私たち医療従事者は注意が必要です。

さて、C型肝炎ウイルスに感染すると、どうなるのでしょうか。

A型肝炎、B型肝炎は、感染直後に急性肝炎を起こす場合が多いのですが、C型肝炎の場合の多くは、症状が出ずに気づかないことが多いのです。そして、60～80%の患者さんがそのまま治癒せずに知らないまま慢性化し、慢性肝炎の状態になります。慢性肝炎も症状がかなり進まないとほとんど症状が出ないため、「なんとなくだるいなぁ」という程度の軽い症状のまま、じわじわと進行してしまいます。

慢性肝炎の患者さんの20～30%が20年の経過で肝硬変に至ります。肝硬変に進展してしまうと、年率7%ほどの頻度で肝がんが発症するということが、統計学的にわかっています。

肉眼で見た肝硬変の肝臓

◆正常な肝臓　　◆肝硬変

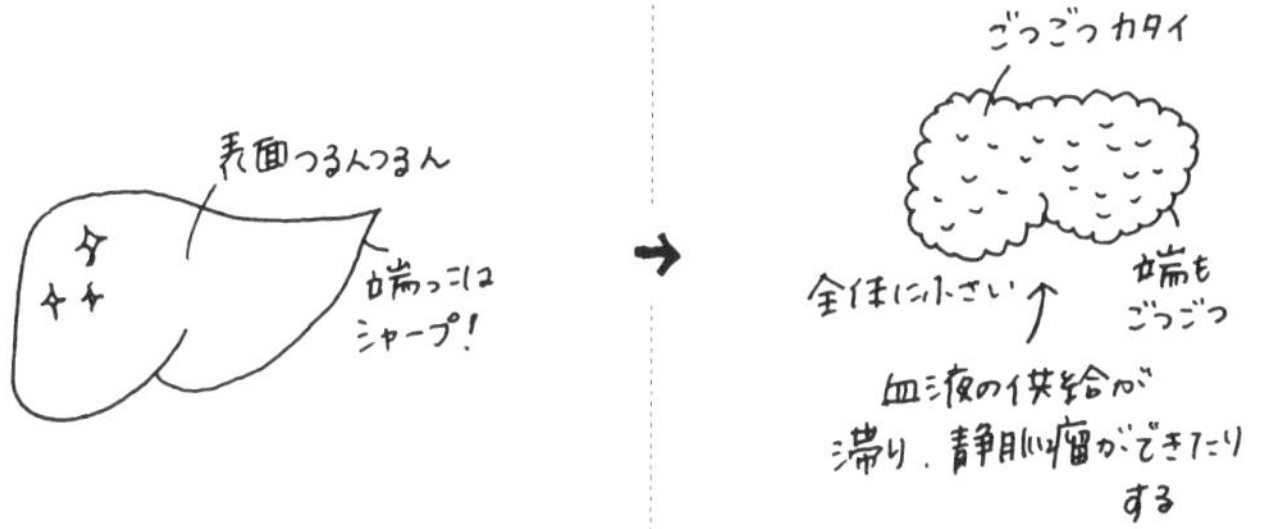

肝炎ウイルス以外に近年問題になっているのが、脂肪性肝炎です。生活習慣病がその原因といわれていますが、肝臓に多量の脂肪が沈着し(脂肪肝)、それが原因で慢性肝炎となるものです。病理組織学的には、顕微鏡で観察すると、アルコール性の肝炎と脂肪性の肝炎は形態がそっくりで、区別することができません。

肝硬変って何?

慢性肝炎は、放っておくと肝硬変になります。なぜ肝硬変になるのでしょうか。

何らかの原因で炎症が起きると、組織の一か所に白血球が集まります。白血球が血管の外に出て集まってくる状況を炎症と呼ぶ、といってもいいかもしれません。

白血球は、その種類によって、そこにいる病原菌を殺菌したり、その病原菌に対する抗体を作ったりしますが、病原菌を殺菌する際に、周りの細胞も傷つけてしまいます。炎症がおさまる、すなわち白血球が退散していくと、その場所の組織は戦場の跡のように傷んでいます。傷んだ場所は修復されますが、そのときに登場するのが線維芽細胞《せんいがさいぼう》と呼ばれる細胞で、この細胞は膠原線維《こうげんせんい》という硬い線維になっていきます。

慢性炎症では、炎症が起きたり治まったり、という状況を繰り返します。繰り返しているうちに、線維芽細胞が常に動員されます。すると次第に、その場所は膠原線維だらけになっていくということです。これを線維化と呼びます。

慢性肝炎が生じると、炎症が起きた場所の肝細胞が死んでしまい、その場所は線維化を起こします。C型肝炎で引き起こされる慢性肝炎では、主に門脈域を中心に炎症が起こります。炎症は、門脈域に近い部分に存在する肝細胞を傷つけ、死んでしまった肝細胞のあとに線維化が起こります。

炎症を繰り返すと肝細胞は削られていき、門脈域を中心に線維化がどんどん広がります。炎症と線維化が繰り返されると、規則正しい肝小葉の構造はゆがみます。

なぜゆがむかというと、膠原線維は肝細胞よりも硬くて密な構造をとるために、その部分の体積が縮むからです。線維化が起きた部分は硬く縮まり、周囲の既存の組織を引き込みながら、構造をゆがめていきます。そして、ついに肝臓全体が硬く縮んだ状態、すなわち肝硬変となるのです。

肝細胞癌の形

♦高分化型肝細胞癌

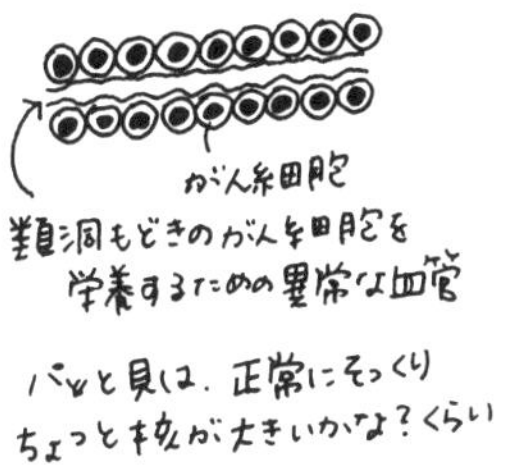
がん細胞
類洞もどきのがん細胞を
栄養するための異常な血管
パッと見は、正常にそっくり
ちょっと核が大きいかな？くらい

♦未分化型肝細胞癌

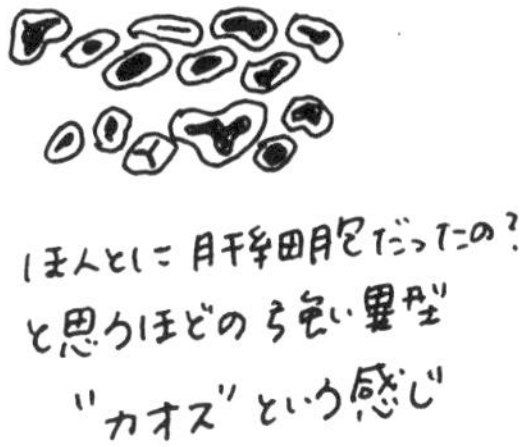
ほんとに肝細胞だったの？
と思うほどの強い異型
"カオス"という感じ

肝硬変の状態になった肝臓は、正常に比べると大きさがずいぶんと小さくなり、表面がごつごつしていきます。

肝細胞癌の病理組織

肝細胞癌も分化度によって、高分化、中分化、低分化、未分化、と分類されます。高分化肝細胞癌は、もともとの肝細胞に形も並び方もそっくりで、病理診断に悩むこともあります。ちょっと核が大きくなっているかな？　くらいの軽微な異型のみのこともあるからです。また、たまに胆汁を産生している肝細胞癌もあったりします。

一方、未分化肝細胞癌になると、自分が肝細胞であったことを完全に忘れ去った腫瘍細胞であるため、もともとの肝細胞と全く似ておらず、ふるまいも乱暴です。

肝細胞癌の治療

肝細胞癌の治療の前に少しだけ、予防の話をしたいと思います。

肝細胞癌を予防するためには、慢性肝炎の状態を軽減すること、肝硬変にならないようにすることです。そのためには、慢性肝炎を治療することが重要になります。

C型肝炎の治療は、今まで注射薬であるインターフェロン療法が主流でしたが、近年、非常によく効く抗ウイルス薬が登場し、飲み薬で簡単に体内のウイルスを排除することができるようになってきました。

ただ、肝硬変やその前段階の肝線維症のように、一度線維が増えてしまった肝臓を元に戻すことはできません。よって、ウイルスを排除することができてもがんのリスクが完全になくなるわけではないので、やはり早期発見のために定期的な検査を受けることが大切です。

さて、治療についてお話ししましょう。

肝細胞癌の患者さんは、背景の肝臓が慢性肝炎や肝硬変の状態を呈していることが少なくありません。肝臓は、身体の代謝を一手に引き受ける大事な臓器であり、その機能が著しく低下する肝硬変の状態は、それだけでも命にかかわることもあるくらい深刻な状況です。

肝細胞癌の治療で考えなければならないことのうちの一つは、肝機能がどのくらい正常であるかどうか、ということです。また、肝細胞癌は一つだけではなく、いくつも多発することもありますし、癌巣の数と場所等によって、進行期分類が決められています。

そのため、肝細胞癌の治療は、肝細胞癌の進行期分類と患者さんの肝機能の状態（肝予備能）を合わせて考慮していく必要があります。

小さくて単発の早期の肝細胞癌は、手術やラジオ波焼灼療法（ＲＦＡ）という方法が選択されます。ラジオ波焼灼療法は、身体の外から針を刺し、通電させて針の先を高熱にすることで、癌細胞を焼却して死滅させる方法です。手術よりも患者さんの負担は少なくなります。

手術は、腫瘍のある部分を一部切除する方法以外に生体肝移植、すなわち肝臓を全部摘出してしまい、ドナー（臓器提供者）の肝臓を移植する方法が選択されることもあります。

多発したり、少し進行期が進んだ癌では、塞栓《そくせん》療法という治療が選択されることが多くなります。いくつか種類がありますが、癌細胞に栄養を供給している肝動脈を塞栓させることで、癌細胞を死滅させる方法です。塞栓物質に抗がん剤を含ませる方法が、今は主流です。動脈からカテーテルを入れて行う治療なので、やはり手術のようにおなかを開かなくてすみます。

非常に進行してしまったり、肝予備能が低く手術やそれ以外の治療が困難な場合には、分子標的薬を用いた薬物療法が行われることもあります。

ここまで、10種類のがんについてご説明してきましたが、いかがでしたでしょうか。それぞれのがんによって全く異なる特徴を持っていたり、一方で、臓器が変わってもがんとしての特徴は同じなんだなと思う部分もあったのではないでしょうか。次の「その他のがん」の章では、今までのおさらいもしてみたいと思います。

図鑑11．
その他のがん

どこにでもできるたくさんのがんたち

がんができる場所は無数にある

いよいよ図鑑も最終回。ここでは個別に取り上げられなかったがんを紹介しようと思ったのですが、卵巣・子宮体部・前立腺・精巣・腎臓・膀胱・甲状腺・唾液腺・胸腺・食道・口腔・骨・皮膚など、まだだいくらでもあって、どこから手をつけようかと、途方に暮れました。ほかにも、子ども特有の悪性腫瘍もあります。

一つずつ、ほんの少しだけでも説明しようかと思ったのですが、「ほんの少し」っていったいどのくらい話すべきなのかもわからず、中途半端な書き方では、それぞれのがんに失礼なんじゃないか、という気にもなってきました。これは続編を書くしかないのでは？　と感じています（笑）。

がんは、身体中のいたるところに発生する可能性があります。いったい何種類のがんが存在するのか、病理医の私にもよくわかりません。

ただ、プチ病理学講義でお伝えしたように、どの部位に発生した腫瘍であっても、病理診断は細胞の形で判断することから始まります（40ページ参照）。その際、常に異型と分化度が基準となり、組織型（病名）が決まっていくのです。最近は、ここに遺伝子異常の特徴を合わせて最終的な病理診断がくだされ、治療法が選択されています。

がんは、いつ、どんなタイミングで？

がんは後天的な遺伝子異常によって生じるものと定義づけはされていますが、後天的な遺伝子異常がどのくらいの異常なのか、どんなタイミングでなぜ生じるのか、という詳細についてはわかっていません。遺伝子異常以外に環境的な原因や、仲野徹先生ご専門のエピジェネティックな異常も関係していますから、とても複雑なんですね。

実は、遺伝子の小さな異常は毎日起こっているといわれていますが、遺伝子自体がそれを修復したり、免疫機構が働くことで、発生したがん細胞が増えないような仕組みが働いていています。ただ、細胞が老化すると遺伝子の小さな異常が蓄積したり、その頻度が増したり、修復機構がうまく働かなかったり、免疫の働きが落ちたりしていきます。高齢になるとがんになりやすいのは、細胞の老化が原因です。

喫煙や飲酒、生活習慣病などは細胞の老化を早めるため、がんの間接的な原因になります。ただ、暴飲暴食している方やヘビースモーカーの方が全員がんになるかというと、そんなことはありません。一方で、生活習慣に気をつけている方が思いがけずがんになってしまうこともあります。

子宮頸がんや肝臓がんの項目ではウイルスが発がんに関与していることを説明しましたが、やはりウイルスに感染した人が全員がんになるわけではありません。小児腫瘍は、遺伝子異常がはっきりとしているものが多いのですが、細胞が老化していない子どもになぜその遺伝子異常が生じたのか、不明なことも少なくありません。

がんになると、何が悪かったのだろうと自分の今までの行いにその原因を探してしまいがちです。近年はリンチ症候群等、遺伝的にがんが生じやすい人がいることがわかってきていますが、「なぜそのタイミングで、そのがんになってしまったのか」ということに関しては、よくわからないことが多いのです。

子宮頸がんのところで少しふれましたが、感染症が関与するがんに関しては、ご本人の生活習慣を問題視したり、差別的な見方をされる可能性もありますが、それは大きな間違いです。普通に生活していても感染する病原体はいくらでもありますし、何か別の仕方のない理由で感染してしまったという不幸なケースもあります。まだまだわかっていない発がんに関与するウイルスもあるかもしれません。

先ほど、中途半端な書き方では、それぞれのがんに失礼なんじゃないか、とちょっとふざけた表現をしましたが、不十分な説明は、種々のがんに対する誤解につながると感じています。

まだまだわからないことがたくさんのがんですが、これから研究が進み、いろいろなことがどんどんわかってくるでしょう。しかし今現在は、がんを予測したり完全に予防したりする方法はありません。

ですから、がんの早期発見のために、定期的に検診を受けていただくほかありません。何か少しでもいつもと異なる症状があったときは、ドクターに早めに相談しましょう。あまり神経質になりすぎずに、でも全く無頓着にもなりすぎず、日々楽しく生活しながら身体の声に耳を澄ませる時間を、たまには持ってくだされればと思います。

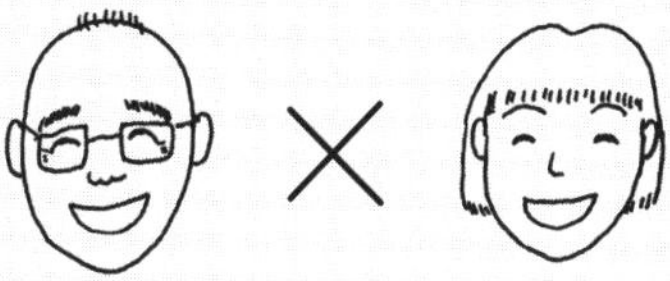

なかのぐら対談 2

情報過多の楽観主義者が語るAIと医療の将来

AIで病理学も変わっていく

仲野 これからの時代、ＡＩの急速な進歩とか見てたら、医学がどうなっていくか予測不可能ですね。エピジェネティクスの研究も、これからどうなっていくかなぁ。新しい研究分野っておもしろいところがあって、比較的早い段階では、将来は大きく花開くという楽観論がけっこう強い。でも、研究が進むと、あれもダメこれもダメということがわかってくる。そうやって絞り込まれて、そこから確実に使えるものが出てくる、という感じですかねぇ。

小倉 そうですね。ここ数年でしょうか。病理診断も細胞の顔つきで判断する形態診断と、遺伝子異常を元にした分子レベルの診断を統合させようという時期に差しかかっています。

仲野 あぁ、そうですね。でも、それってここ数年くらいで一挙に解決してしまうかもしれませんよ。膨大な遺伝子異常のデータと形態診断を合わせるって、人間の処理能力やとかなり難しいけど、AIは圧倒的に得意やし。生命科学の研究やっていてこういうことというのはあかんのかもしれんけど、これからは生命科学そのものの研究の進歩より、AIの進歩による影響のほうが大きくなってくるんとちゃうかなぁ。

小倉　小倉さん、先月（2018年9月）の「Nature Medicine」の論文読みました？

仲野　何の論文ですか？

小倉　AIの病理診断関連。肺がんのやつ。その前に、昨年の冬には、AIによる乳がんセンチネルリンパ節の病理診断の論文も出ましたよね。

仲野　出ましたね。AIと病理医で、AIのほうがセンチネルリンパ節の癌の転移の正診率（正しく診断する確率）が高かったっていう衝撃の。

小倉　そうそう。あのアルゴリズムはアルファ碁と同じ深層学習のメソッドを使ってるらしいけど、AIをトレーニングするのに必要だった症例数って、何件だったかわかりますか？　たった260です。

仲野　す、少ない。私なんて、それこそ乳がん手術の迅速診断でセンチネルリンパ節のガラススライドなんて何万枚も見てきている気が……。

仲野 ＡＩは、たった２００～３００枚でできるようになるわけですわ。

小倉 でも、たしかにセンスのよい子だと１００例見たら診断のコツはかなりつかみますね。

仲野 教えなくても、自分で勝手にパターン認識を見つけていくのがすごい。

小倉 うぅ～。

仲野 それから先月出た「Nature Medicine」のＡＩ病理診断の論文では、肺がんの非小細胞癌の診断をＡＩにやらせてます。基本的に腺癌と扁平上皮癌に大別されるんやけど、この組織型の鑑別って意外に難しいらしいね、病理診断のことはよう知らんけど。

小倉 そうですね、難しい症例もけっこうありますね。でも、治療法が変わるから厳密に鑑別しろっていうのが最近の流れです。

仲野 ＡＩでは、正診率が97％だったそうです。病理医と同じくらいの正診率。しかもね、形態を見るだけで、免疫染色とかほかの検査なしで、このがんはｐ53遺伝子異常があるなとか、ＥＧＦＲ遺伝子がだめだなとか、だいたい70～80％の正診率で当てるらしい。

小倉 えぇ！　それって、がん細胞の形を見て判断しているのかな？

仲野　どうなんやろうね、多分そうやと思いますけど。もしかすると、人間が識別できない形態的な特徴を見てるんかも。あるいは、同じように見てて、ＡＩはそれをほかの多くの情報に関連づけられるけど、人間の脳のキャパではそんなことできない、ということかもしれませんね。

病理に限らず、皮膚科の診断とか放射線の画像とか、それから、普通の内科の診断とか、とにかく診断は基本的にコンピュータが勝つ時代がくるやろうって、みんないうてますね。自分の学んできたことを駆使して、患者さんのために確かな診断をつける、といった、多くのお医者さんたちが感じてきた、自分の能力を発揮する面白さみたいなもんがなくなっていくかもしれんよねぇ。

小倉　そうですねぇ。私は、顕微鏡で細胞を見て、あ、この患者さんは大丈夫そうとか、まずいなとか、直感みたいなものを働かせながら、一人の患者さんと接するように診断しているので、そういう一期一会の出会いみたいなものをＡＩに奪われるということに淋しさを感じます。診断に対する責任感とか緊張感もなくなる気がする。ＡＩにダブルチェックしてもらって診断間違えたら、だって、ＡＩがいったもんって（笑）。

仲野　気楽になるかもしれん（笑）。ＡＩに診断の多くを任せるようになっていくと、残るのは内視鏡とか手術とか技術的なものが大事になっていくんかなぁ。手術もある程度はロボットがするようになるかもしれんけど、医者の仕事って、どんどん職人さんみたいになってしまうかもしれませんねぇ。インフォームド・コンセントをとったりするのも、ＡＩのほうがええかもしれん。

小倉　ＡＩは文句いわないで、何時間でも話を聞いてくれますものね。

仲野　そうそう！　理解の遅い人には、うんと基本的なところから丁寧に説明してくれるやろうし、逆に、ものわかりのいい人にはいくらでも高度な話をしてくれる。最高ですわ。

ＡＩのほうが話しやすいっていうので思い出したけど、この間、ロボットの研究者の石黒浩先生と対談したんです。そのときに聞いたんですけど、患者さんが医者と話をするときに立ち会うのは、看護師さんよりロボットの場合のほうが話しやすい、という研究成果があるらしい。何となく気持ちがわかる。

それからね、これだけいろいろな抗がん剤がどんどん出てきて、どれを使うかの選択がかなり難しくなってくるけれど、ＡＩならすべての関連論文と最新の治療のガイドラインとかを全部読み込んで、その上でこの薬がいちばん効きますとか、教えてくれるようになるやろうしね。

AIの進歩が医療を変える？

小倉　先生、私たち、これから何すればいいですかね？

仲野　……わかんない。

小倉　ははは。わかんないって！

仲野　私、こう見えて人間が悲観的なんです。悲観主義者の定義として、むっちゃ好きなのが「情報過多の楽観主義者」。

小倉　あ〜、私！

仲野　私もぉ〜（笑）。ベーシックにはすごい悲観的です。怖がりやし。

小倉　私も怖がりです。実はかなりネガティブ（笑）。

仲野　ＡＩで病理学はものすごく変わると思う。ただ、診断の責任の所在をどうするかという問題があるし、もう病理医はいらんということにはならんでしょう。でも、思うんやけど、しばらくの間は小倉さんみたいに、ＡＩ出現より前の時代にきちんとトレーニングを積まれた病理医がＡＩと対話するような感じになるやろうね。どうやって対話するんか知らんけど。

一方で、ＡＩがすでに90何パーセントの正確さで診断するという時代になったとき、病理医になりたいという子がどれくらい出てくるかというのは難しい問題ではないかと。

小倉　たしかに……私、今、病理医の魅力を伝える活動を始めて5年になるのですが、高校生対象の病理診断セミナーとかをあちこちの学校でやっているので、「病理医になりたい」っていってくれる子が増えています。喜ばしいことだと思っていたけれど、病理の将来像も踏まえていろいろ伝えていかないといけませんね。最近は診断から治療の流れを考えてもらうセミナーとか、医療全体の問題を考えてもらえるような機会を提供しなくてはとか、スタンスを変えようかと思っているところです。

仲野　工学系では、絶滅危惧分野いうのがあるんです。冶金・金属工学、土木工学、強電とか、学問としてはあんまり新しい発展が見込めないけど、社会としては基盤技術として絶対必要という分野。大学がそういう分野をどう扱っていくか、というのは結構大きな問題になってくるでしょうね。医学も一部の分野はそうなるかもしれん。これからは、本当にあらゆる学問がどうなるのかちょっとわからへんところがありますね。

小倉　そうなったら、私はこれからますます「おしゃべり病理医」として進化していこうかしら?

仲野　ぷはっ（笑）。そんな病理医、うるさいだけでいらんやろぉ。黙って診断してほしいわ（笑）。

小倉　いらん、いわれた〜（笑）。ゲノム編集はどのくらい発展すると思いますか。

仲野　技術的にはどんどんよくなっていくでしょうけど、問題は倫理的な点ですね。いざ人に使うとなると、安全性の問題があるから。それから、ゲノム編集の場合は、何か副作用が出たときに取り除くことが極めて難しいけれど、ＡＩとかロボットのようなデバイス系は基本的に外づけですから、使ってみてあかんかったらすぐにやめられる。そういった意味で、倫理的な縛りは、工学的なテクノロジーのほうがはるかに弱い。その分、明らかに有利ですね。
だから、短期的なことを考えるとＡＩとかの進歩のほうが、医学や生命科学の進歩よりも医療を大きく変える可能性が高いんとちゃうでしょうかねぇ。長期的にはわからへんけど、まぁ、その頃はもう死んでるし。

小倉　逃げきれると……（笑）。ずるい、先生。

経験値がものをいわない時代

小倉　長期的な視点で、これからもっと研究が進んだら病気はすべて解明できると思いますか。

仲野 それは無理やろね。物理学とか化学みたいに、研究が進んだら、生命科学の根本原理みたいなものがあって、いろんなことが理解できるような時代が来るかと、ごくナイーブに考えていたこともあったけれど、それはないね。生命科学や医学は極めて各論的。各論の総和にならざるをえないわけです。進化というのは、そもそもランダムなもので、その総和が生命やから。

とはいえ、病気に関しては、さっきも話したけど、本当に様々なことがこの30年でわかったと思う。病理学を教えてて、最近の医学は極めて論理的になったと痛感します。昔の医学は、あんまり何もわかってないのに、理屈もなくやみくもに覚えなあかんようなところがあったけど。この35年間、いろいろなことがどんどん解明されていくええ時代に研究できたと思いますわ。

でも、ここだけの話、最近はビッグデータ解析とかが多くて、ようわからんようになってきました。

小倉 そして、AIに向かっていくと。

仲野 イギリスの医学教育って面白くて、Tomorrow's doctorsという考え方があるんですよ。今、学んでいる医学生がいちばん活躍できるのは、卒後10～20年くらいになるんやから、そのときに活躍できるような教育をしましょう、という発想です。

でも、こんなに変化が激しい時代になってくると、私も含めて教えている側が、そんな先のことをわかってへん。考えようによっては、これからは年寄りにはできない情報収集能力を持っている、あるいはＡＩとかを利用できる、そんな時代の流れを的確に判断できる若い医師たちにチャンスが訪れる時代になるかもしれません。

小倉　なるほど。経験値が昔のようにものをいう時代ではなくなってきているのかもしれない？

仲野　そうですね。何かで読んだけど、卒後5年と卒後30年の医者ってほとんど能力的には同じらしいね。昔と違って世の中の動きが速いし、新しい情報をいろんなところからどんどん取り込めるから、経験知の意味が下がってる。

小倉　なんと！　でも考えてみると、卒後30年の医者って知識のup to dateが遅いかもしれませんね。

仲野　そうそう。いやぁ、昔の知識をup to dateするのは必要だけど難しい。下手すると学生に間違ったこと教えたりしかねないから、なるべく最近の教科書で勉強せんとあきません。

たまに、学生に「先生間違えてます」って指摘されることがあります。そんなときは、「先生がすべて正しいのは中学からせいぜい高校までで、大学になったら違う、ということを身をもって教えてるんや」と言い訳してます。

どんな時代になるか、ようわからんのやから、これからは行き当たりばったりでもええから、何でもやってみておくことが大事と違うかと思いますわ。小倉さんも、いろんなことやってみたら、病理医よりも向いていることがあるかもしれん。

小倉 いや、だから、おしゃべり病理医に……(笑)。

仲野 どんだけしゃべりたいんですか(笑)。

小倉 えへへ。病理診断は、がんの組織型の判定のみならず、がんかどうかも含めて、全疾患の中からまずは良悪性の判定をしていきますし、それ以外にもがんの広がり診断、静脈やリンパ管にどの程度入っているか、等々かなり様々な因子を判定しています。

また、肉眼の観察からサンプリング等、手作業も多くあるので、すべてをAIにお任せするのは無理があるとは思います。とはいえ、仕事の形はおそらく大きく変わっていくのは間違いないので、いかようにも対応できるスキルだとか、世の中の動向を踏まえて自分の仕事を客観的に見つめることができる知識や考え方が必要と思います。

仲野　そうやね。でも、考えたらAIに仕事取られるって発想は、おかしいよねぇ。今は、お医者さんがみんな、忙しい、忙しいっていうてぼやいてるんやから、AIが仕事してくれて暇になったらむちゃくちゃちゃええやん。まぁ、それで収入が減るのは困るかもしれんけど。

小倉　そうですね。余暇に病理医以外にどんな仕事をやるか、ってことが大事かもしれません。

病理医に限らず、ほかのドクターもそうですが、専門をいくつも持つとか。あるいは医療以外に生きがいを感じるとか、収入を得られる仕事を考えないといけないかも。

後輩たちと、病理標本の写真って幾何学的で美しいから、病理写真をプリントしたTシャツとか作って、アパレル産業に進出しようか、っていってます（笑）。アスペルギルス（カビの一種）柄のネクタイとか、カビって知らないで見たらおしゃれかもって。

"カビ柄"アスペルギルス柄

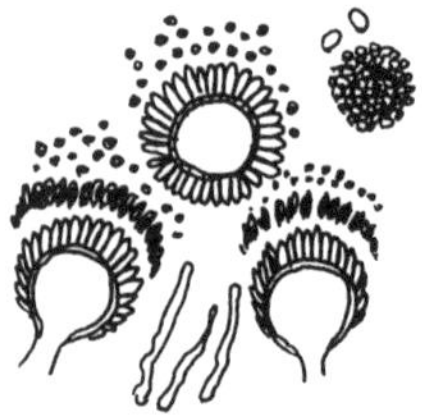

仲野　読書する時間も増えてええと思うなぁ。

小倉　そうですね。遊びの時間が増えるということで、遊び方を学んだほうがいいですね。先生、それではこのへんで遊びに行きましょう。

仲野　この対談って遊びとちごたんか。それやったら、もっとマジメに話すんやったわ。もう手遅れやけど。

おわりに

生まれつきおしゃべりだったと思うのですが、おしゃべりな病理医となった経緯について最後にお話しさせてください。

細かな経緯はさておき、30代になってすぐ、臨床検査部門の科長になってしまいました。よくわからずなってしまった科長の仕事は、ずばりマネジメント。臨床検査全般の業務に関しては、経験豊かな技師長をはじめ、臨床検査技師さんにお任せすればよいのですが、人事的なこと、対外的な交渉事等々は、科長の仕事です。専門医の知識はほとんど役立ちません。そこで、世の中のビジネスマンはどんな勉強をしているのだろうと、マネジメントに関しての本を読むようになりました。

そんな中、偶然ある書店で見つけた「イシス編集学校」というパンフレット。〝編集学校って何？〟と思いましたが、ネットで学べるということもあって、とりあえずそこで学んでみることにしました。

イシス編集学校では、想像通りマネジメントやコミュニケーション、コーチングの方法を学ぶことができましたが、それだけではありませんでした。予想をはるかに超える学びがそこにはありました。

「編集」という言葉は、この学校の中では「情報を扱うことすべて」という広い意味で使われていました。情報を扱うことすべてとなると、生きていることは編集することといってもいいぐらいです。「主題の時代は終わった。21世紀は方法の時代になるだろう」というのは、校長の松岡正剛さんの言葉。情報があふれかえった時代に、どう情報を収集して、それをどう伝えるか。この「どう」の部分が大切であると。それはすなわち「方法」を意味します。

病理診断においても、膨大な検査結果を「どう」まとめていくかという「方法」がますます重要になっています。何事にも編集力が試される時代になっているのだと思います。

編集を学んでいくうちに、別のスキルが必要なのではないかと思う様々なことに、同じ方法が使えることに気づきました。病理診断も後輩の指導も検査部門のマネジメントも日常生活のこまごまとしたことも、何をするにしても情報をやり取りするのだから、そこには「情報をどう扱うか」という方法があり、それはどんなことにも活用できるということを知りました。病理診断の方法を違った角度で分析できるようになり、新たな発見もありましたし、それがほかのことにも応用できるなんて！　と、驚きました。

この学校で、職種の異なる様々なスキルや才能をお持ちの素敵な方々とともに学ぶことは、狭い世界である医療現場で生きていた私にとって、とても刺激的な経験でした。「学ぶこと」「知ること」がどんなに楽しいことなのかを改めて実感し、その喜びを誰かに「伝えたい」という気持ちが強まりました。私自身の専門の病理学の魅力も、いろいろな角度からお話しができるのではないか、医療全般に関しても様々な専門の方々ともっと議論する必要があるのではないか、そう思いました。

この本の執筆をはじめ、「おしゃべりな病理医」としての今の私の大切なライフワークは、この学校での学びと松岡正剛さんをはじめとした様々な人々との出会いがあったからこそと思います。また、そんな私の活動をいつも応援してくれる温かい職場のみなさまと家族に恵まれたこと、本当に幸せだと思います。この場を借りて、お世話になっているすべてのみなさまに心からの感謝をお伝えしたいです。

これから、医療はどんどん変わっていきます。医学教育も医学部だけにとどまらず、将来医療に関係する仕事に携わりたいと思う中高生にも広げていくこと、一般の方々と医療の在り方を考えていくことができるような機会を増やしていきたいと思います。

本書を執筆しながら、身体の仕組みってすごいな、とか、どうしてがん細胞はこんな形になるのかな、とか、いろいろな思いや疑問が改めて沸き上がりました。

今、病理診断の状況は、細胞の「形」で判断する「形態診断」と、遺伝子異常による「分子病理的診断」をいかに統合していくかを模索している段階にあります。一つの遺伝子異常だけで病気がすべて解明されるわけではなく、そこには様々な環境を含めた要因が複雑に絡み合っています。それらの結果が「細胞の形」として、そこに表れていることは確かです。細胞の形には、そうなっている理由や意味があるはずです。

病理学は、ずっと形態を観察することを学問の軸として発展してきました。これからは、この形態診断に人工知能が関与していくことにもなると思いますが、「形態」が病気の本質を表している限り、病理診断の探究はまだまだ続きます。

私たちは、秩序だった細胞たちの働きによって、知らず知らず支えられています。様々な機能がこんなに美しく見事に制御されているなんて奇跡だなぁと思います。たとえがんをはじめとした病気になってしまったとしても、驚くような治癒力が個々の細胞たちには備わっているものです。

たまには、みなさんの身体の中で日々一生懸命頑張っている細胞たちに想いを馳せてあげてください。そして何か異変を感じられたら、早めに病院にいらしてください。私たち病理医は、みなさんのもう一人の主治医です。いつでも頼っていただければと思います。

最後になりましたが、対談を快く引き受けてくださった仲野徹先生、私の拙いイラストが引き立つように本のデザインをとことん追求してくださったデザイナーの寄藤文平さん、鈴木千佳子さん、執筆に慣れていない素人の私をいつも優しくサポートしてくださったCCCメディアハウスの山本泰代さんに厚く御礼申し上げます。

またお会いできる日まで、どうかお元気で！

2019年夏

小倉加奈子

おしゃべりな がんの図鑑《ずかん》

病理学《びょうりがく》から見《み》た わかりやすい がんの話《はなし》

2019年7月8日　初版発行

著者

小倉加奈子

発行者

小林圭太

発行所

株式会社 CCCメディアハウス

〒141-8205 東京都品川区上大崎3丁目1番1号

電話：販売 03-5436-5721　編集 03-5436-5735

http://books.cccmh.co.jp

印刷・製本

株式会社 新藤慶昌堂

装幀・デザイン

寄藤文平＋鈴木千佳子

校正

株式会社 文字工房燦光

　ISBN 978-4-484-19220-8